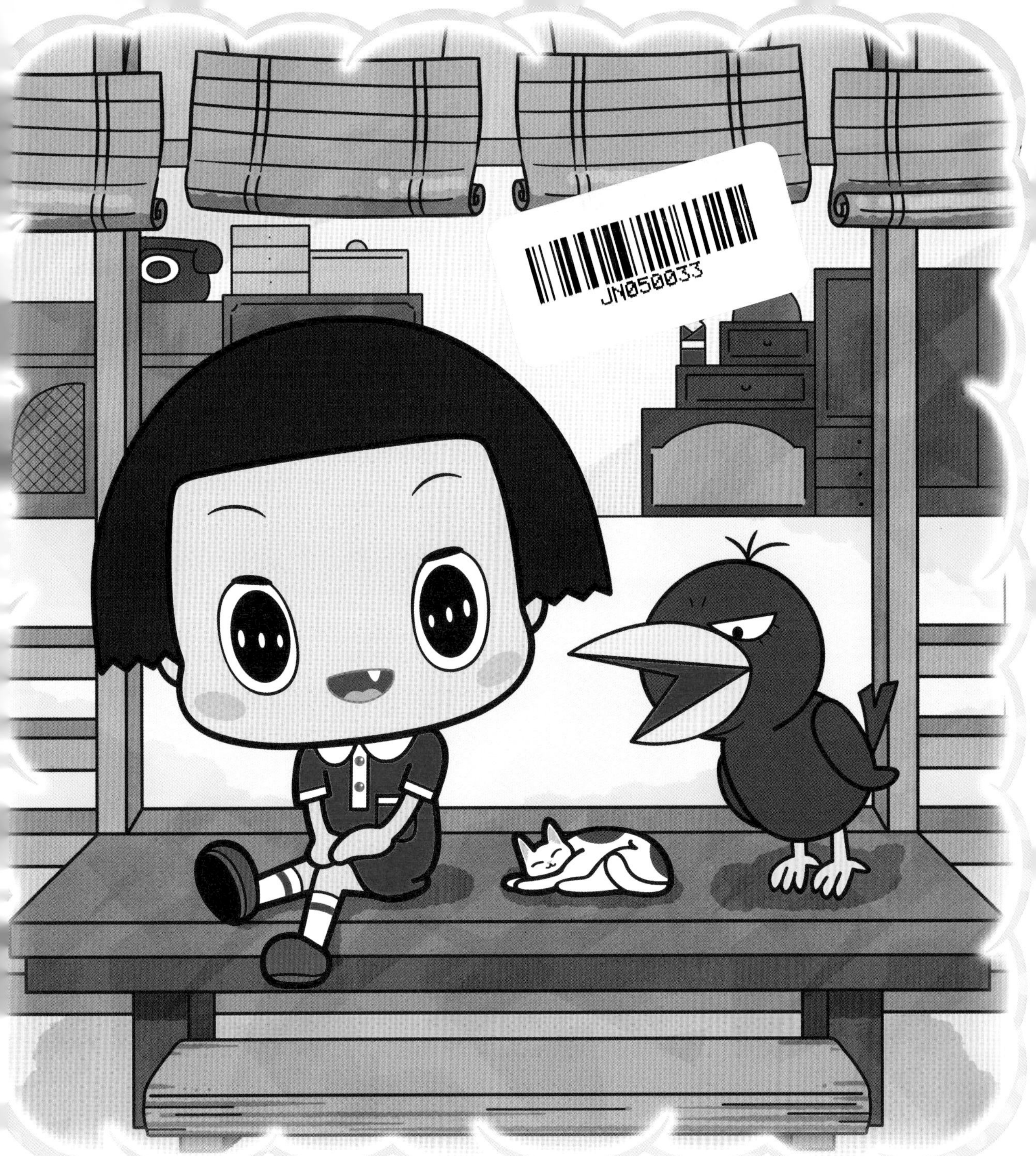

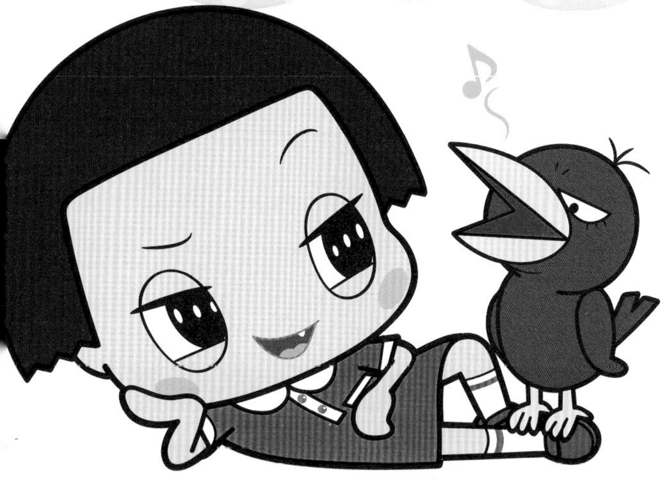

腕だめしのまちがい 5コ

難易度★

➡解答は57ページ

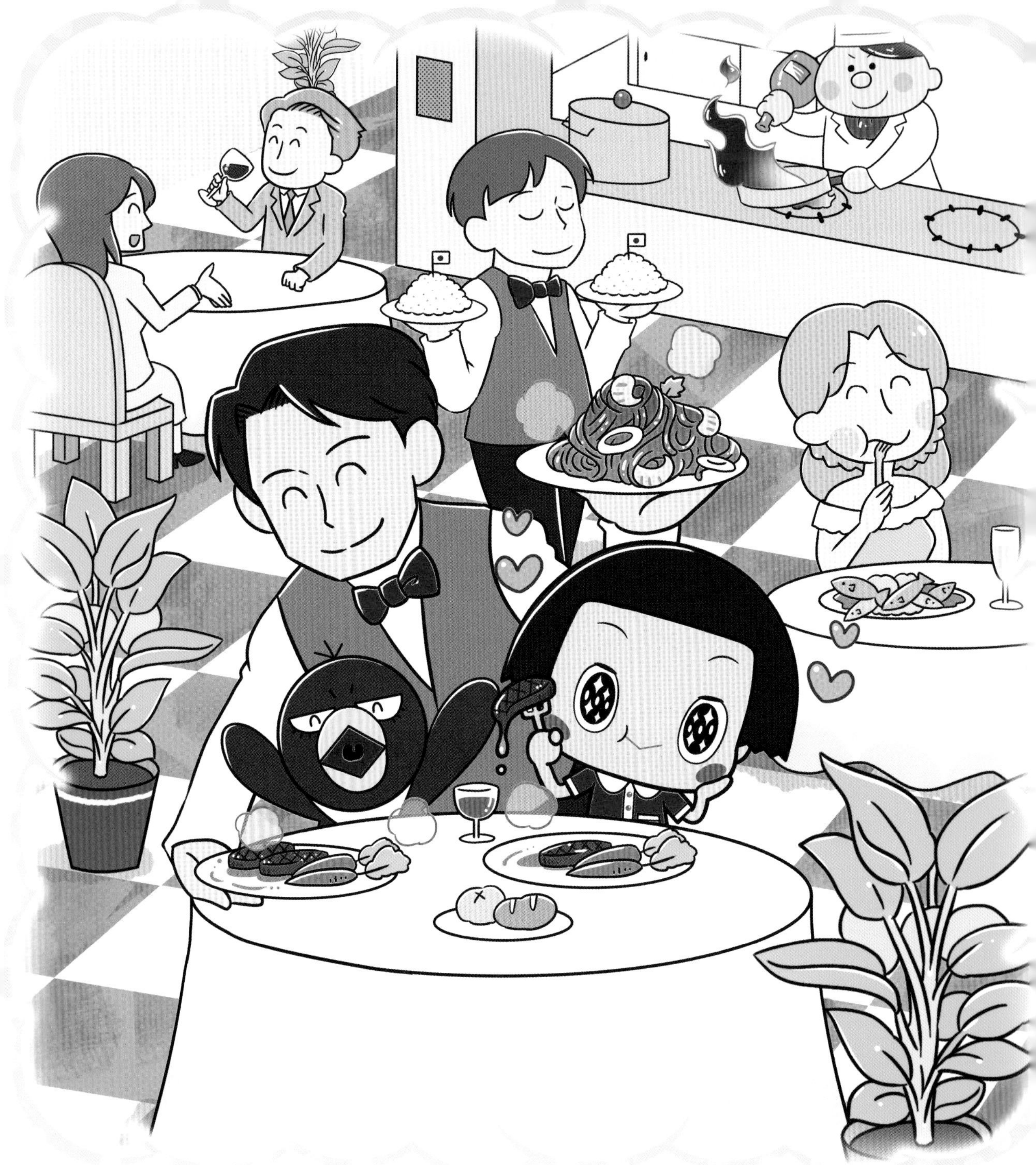

問題 2

レストランの
まちがいさがし

お外でごはんのふたり。
まちがい（キョエちゃんの記憶違い）は
全部で8コあります。
絵の上のほうも、よく見てみましょう。

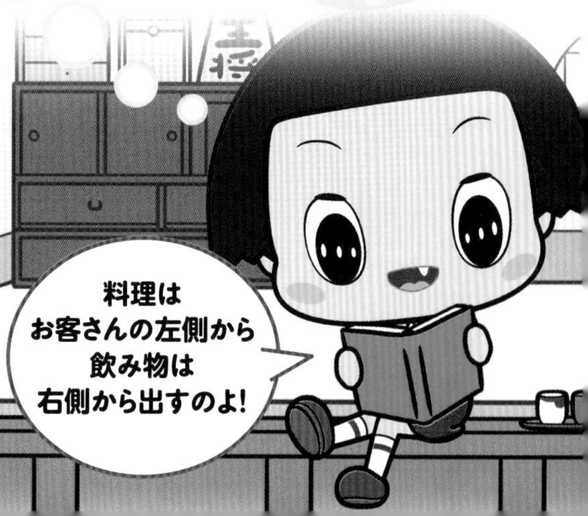
料理は
お客さんの左側から
飲み物は
右側から出すのよ!

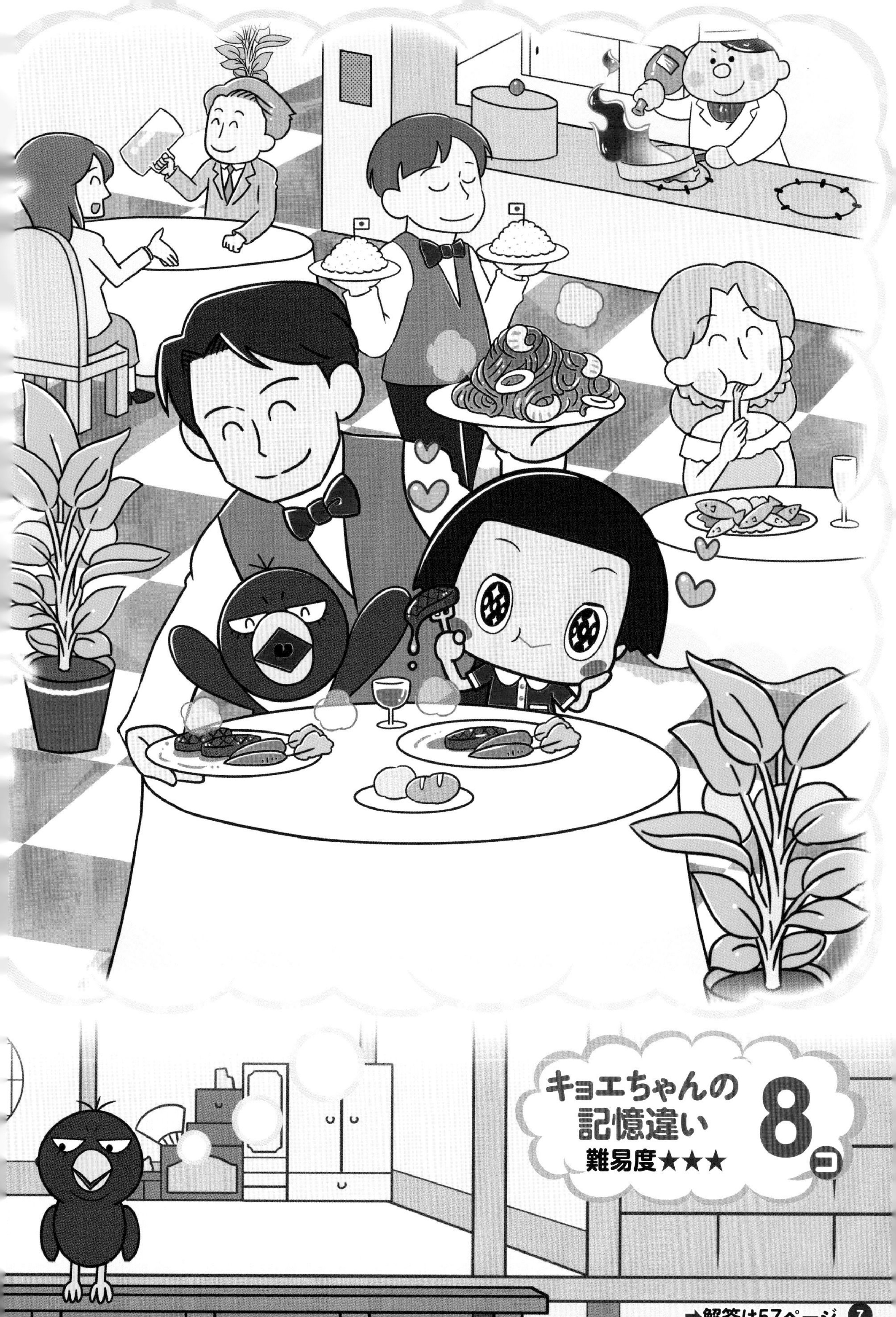

➡解答は57ページ

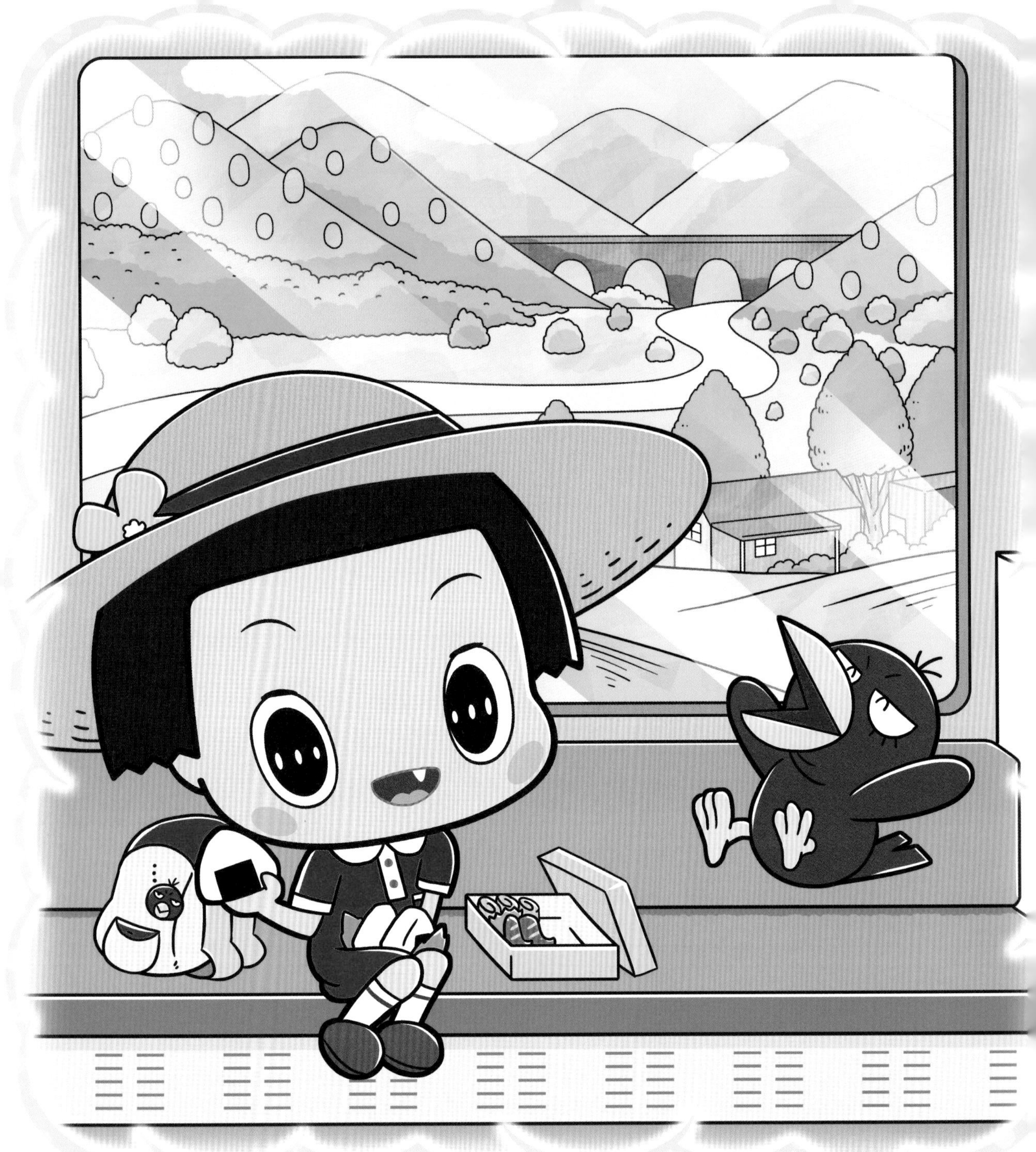

問題③

電車のまちがいさがし

電車に乗って遠くへお出かけ。
天気がよくてよかったね。ふたりとも楽しそう。
今回は見つけづらいまちがいが
1コあるよ。

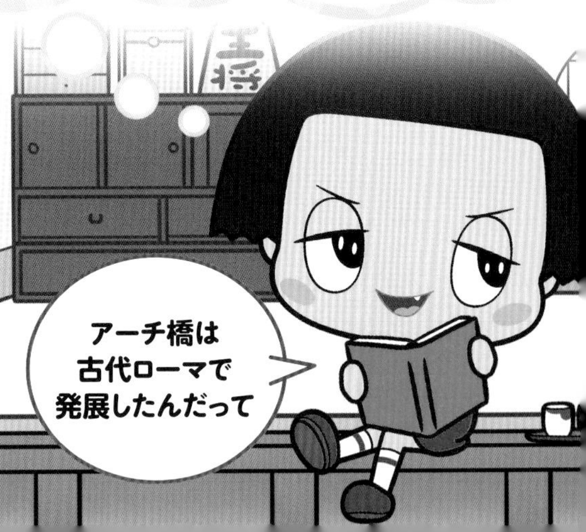
アーチ橋は古代ローマで発展したんだって

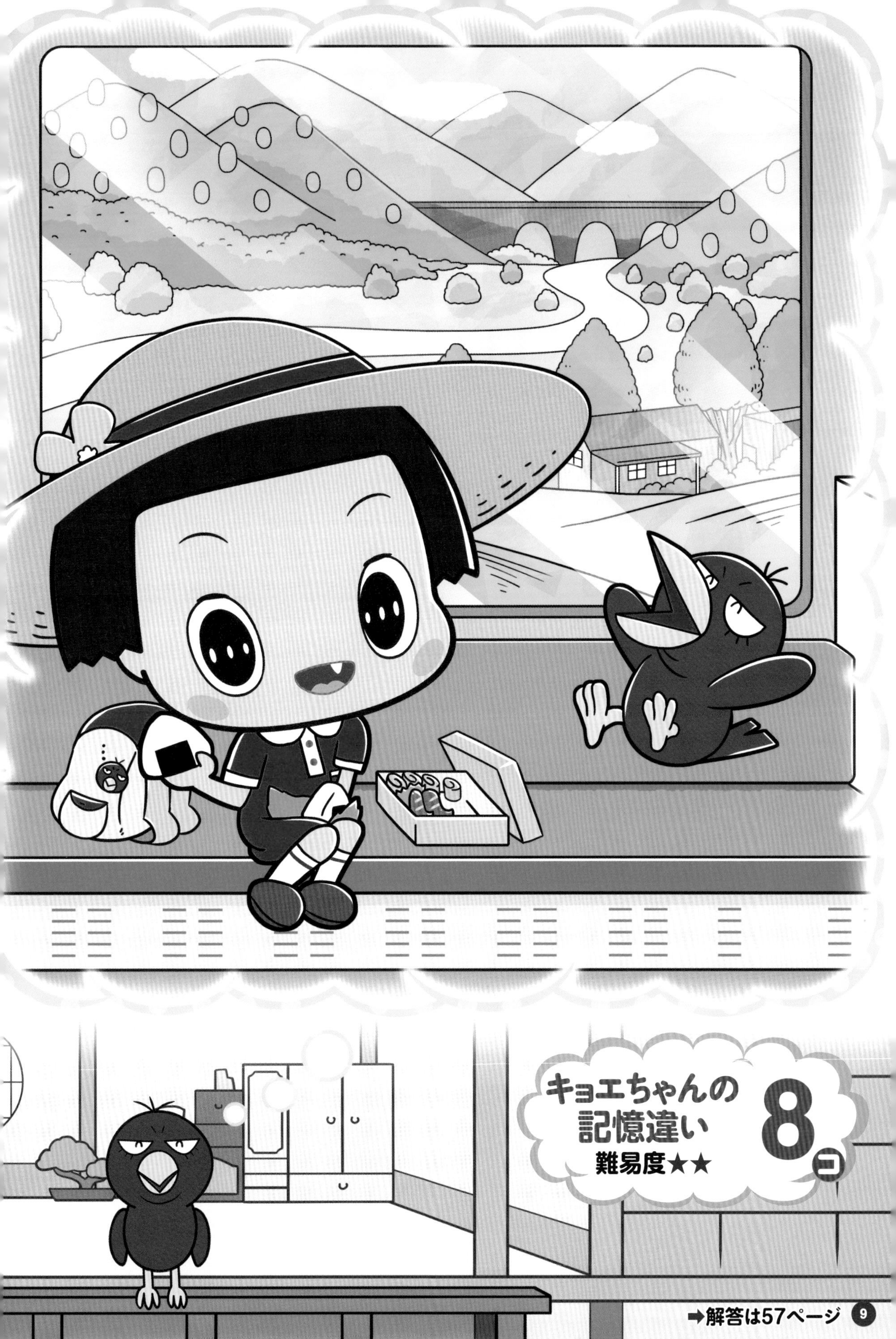

➡解答は57ページ

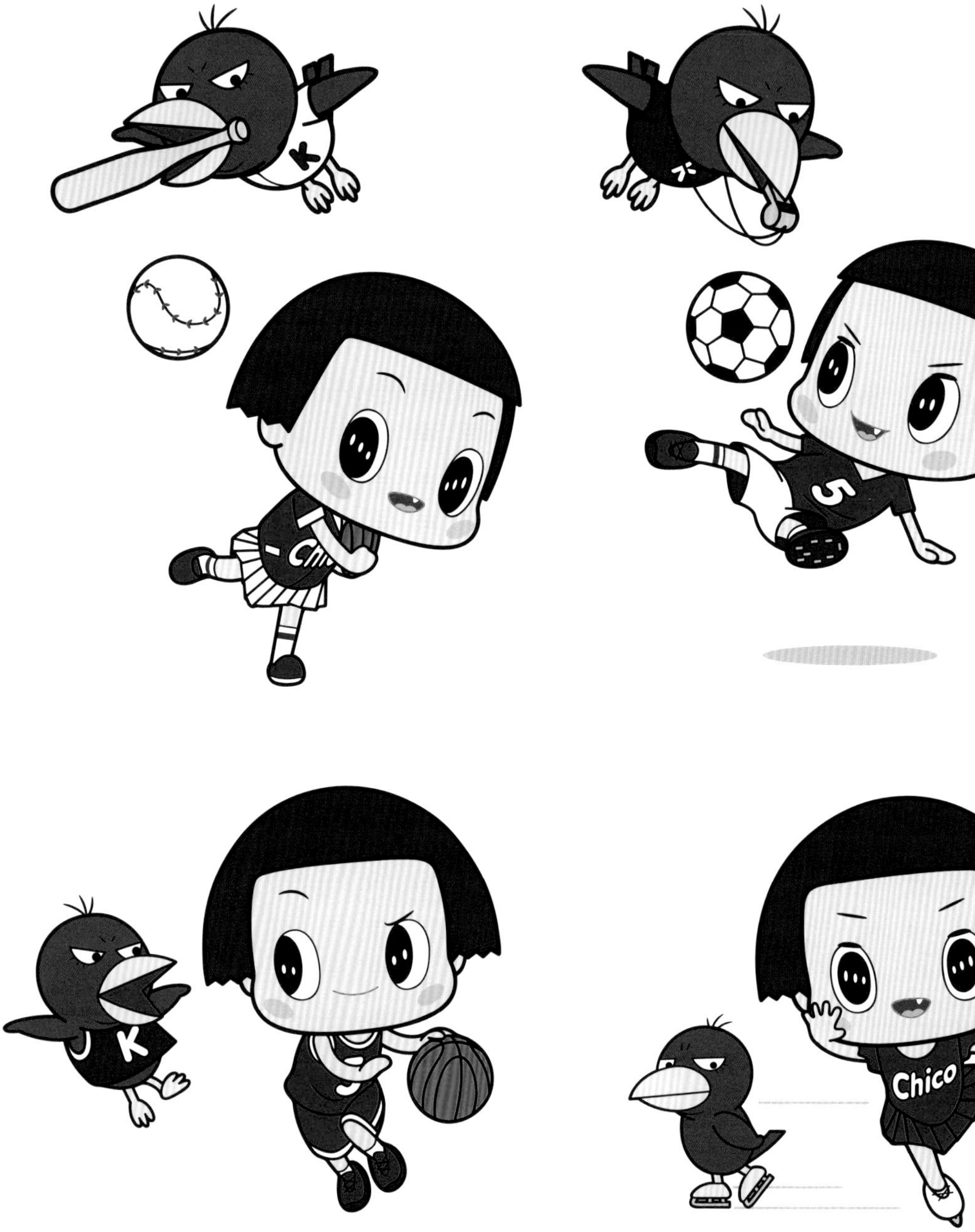

問題4

位置がバラバラのまちがいさがし

左と右のページで絵の位置が
バラバラになっているまちがいさがしです。
位置の違いとは別に、絵のまちがいが
5コあるのでさがしてみましょう。

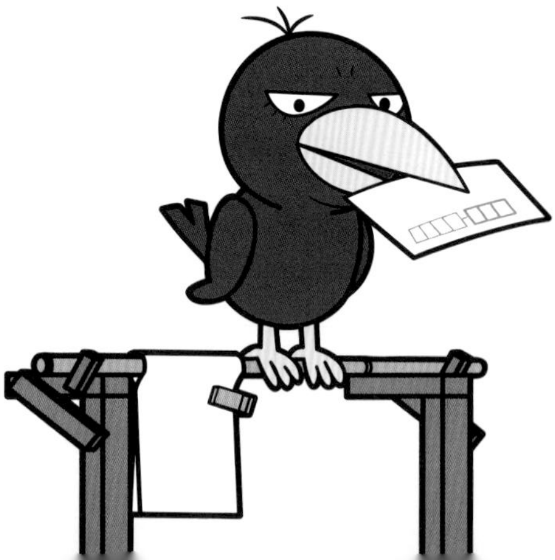

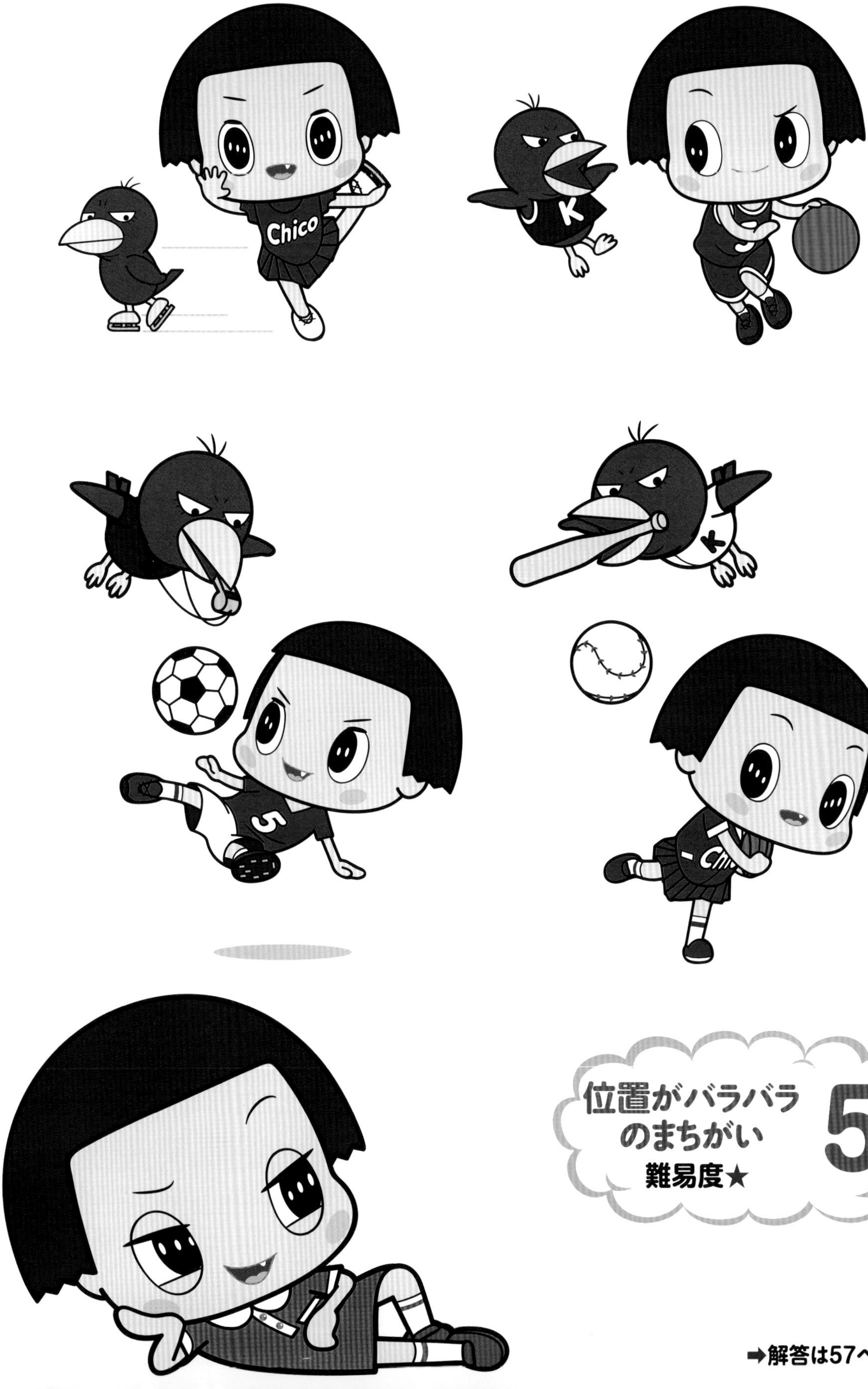

位置がバラバラのまちがい

難易度★

5コ

➡解答は57ページ

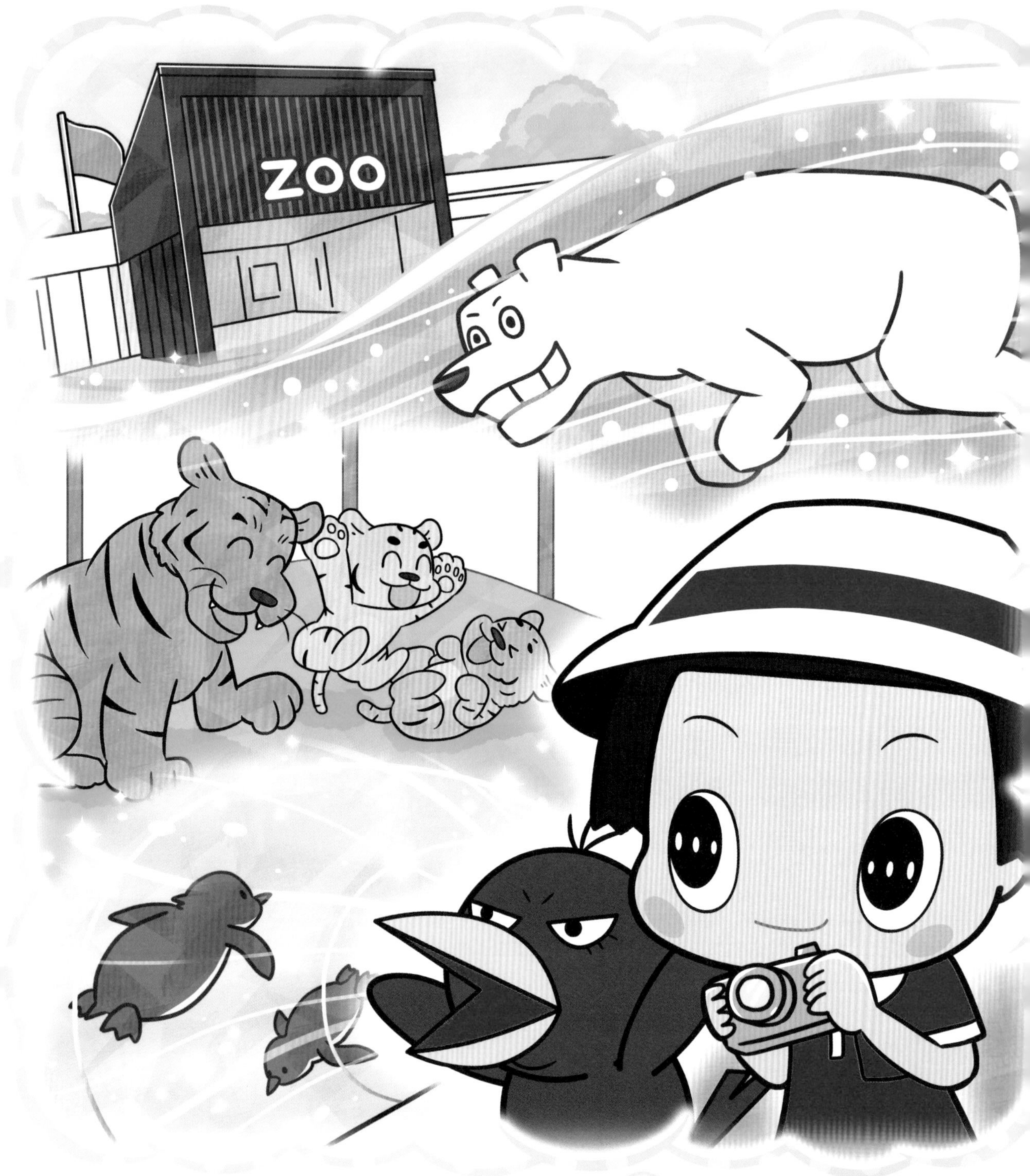
ZOO

問題5

動物園のまちがいさがし

北国を代表する大きな動物園にやってきたふたり。
絵の真ん中あたりに見つけづらいまちがいがあるのでさがしてみましょう。

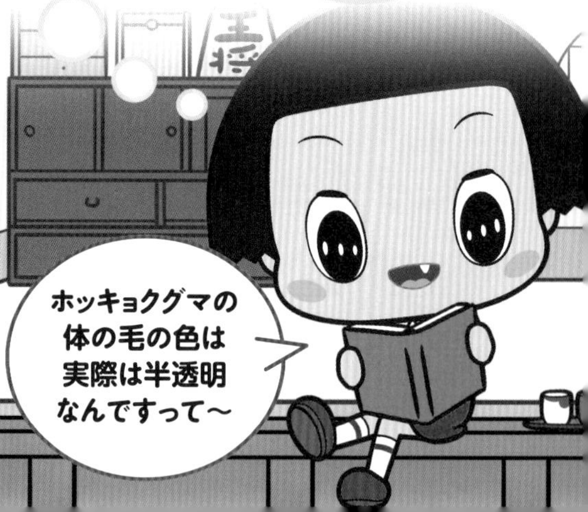
ホッキョクグマの体の毛の色は実際は半透明なんですって～

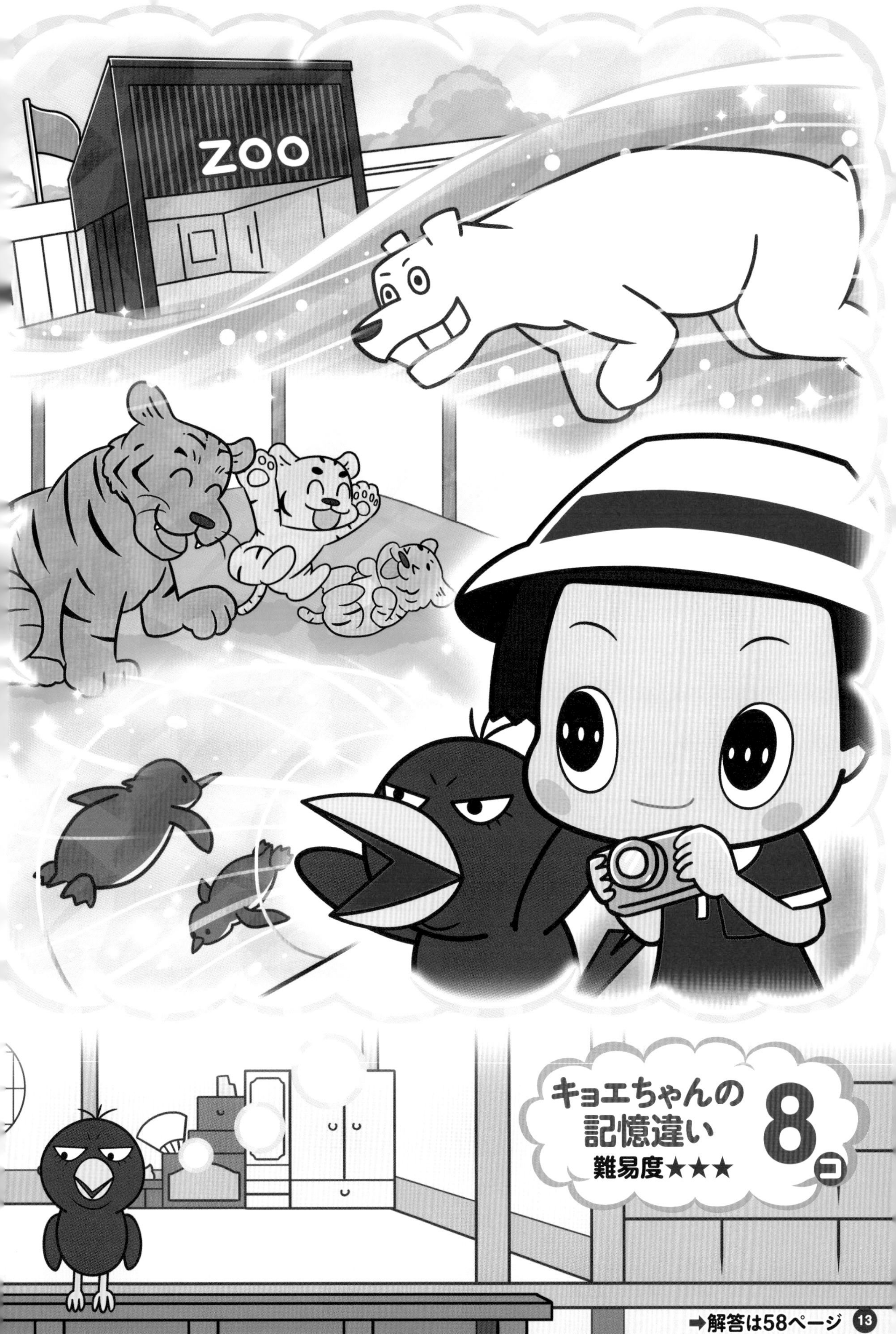

➡解答は58ページ

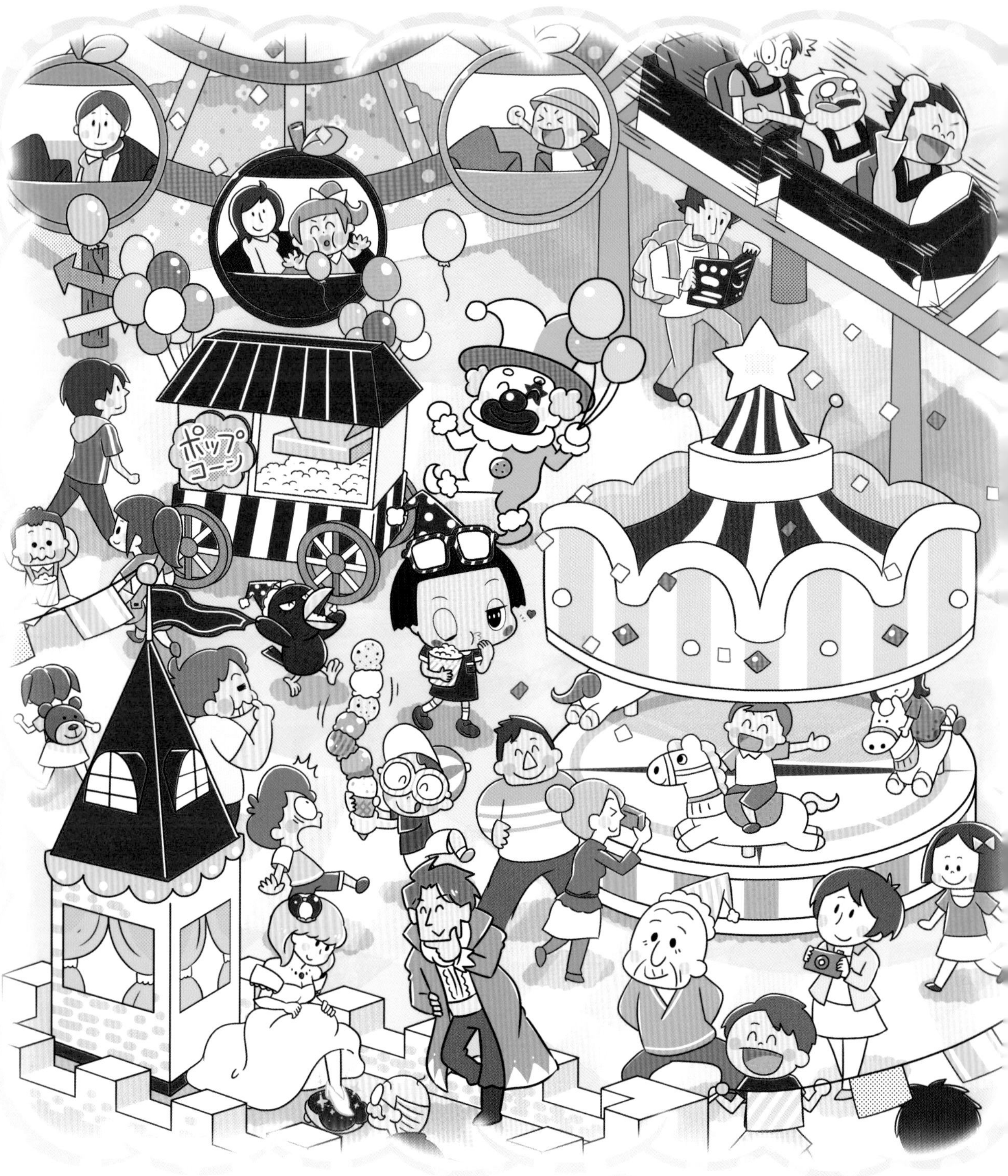
ポップ
コーン

問題❻

遊園地の まちがいさがし

遊園地に遊びに来たふたり。
チコちゃんのサングラスかっこいい!
ここのシーンは絵が細かいから
少し難しいかもね。

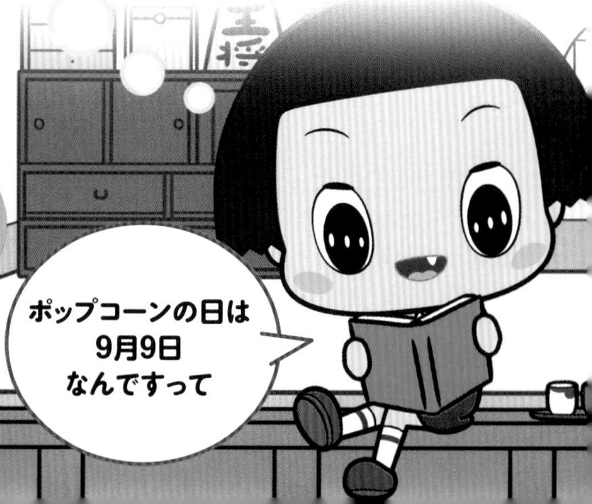
ポップコーンの日は
9月9日
なんですって

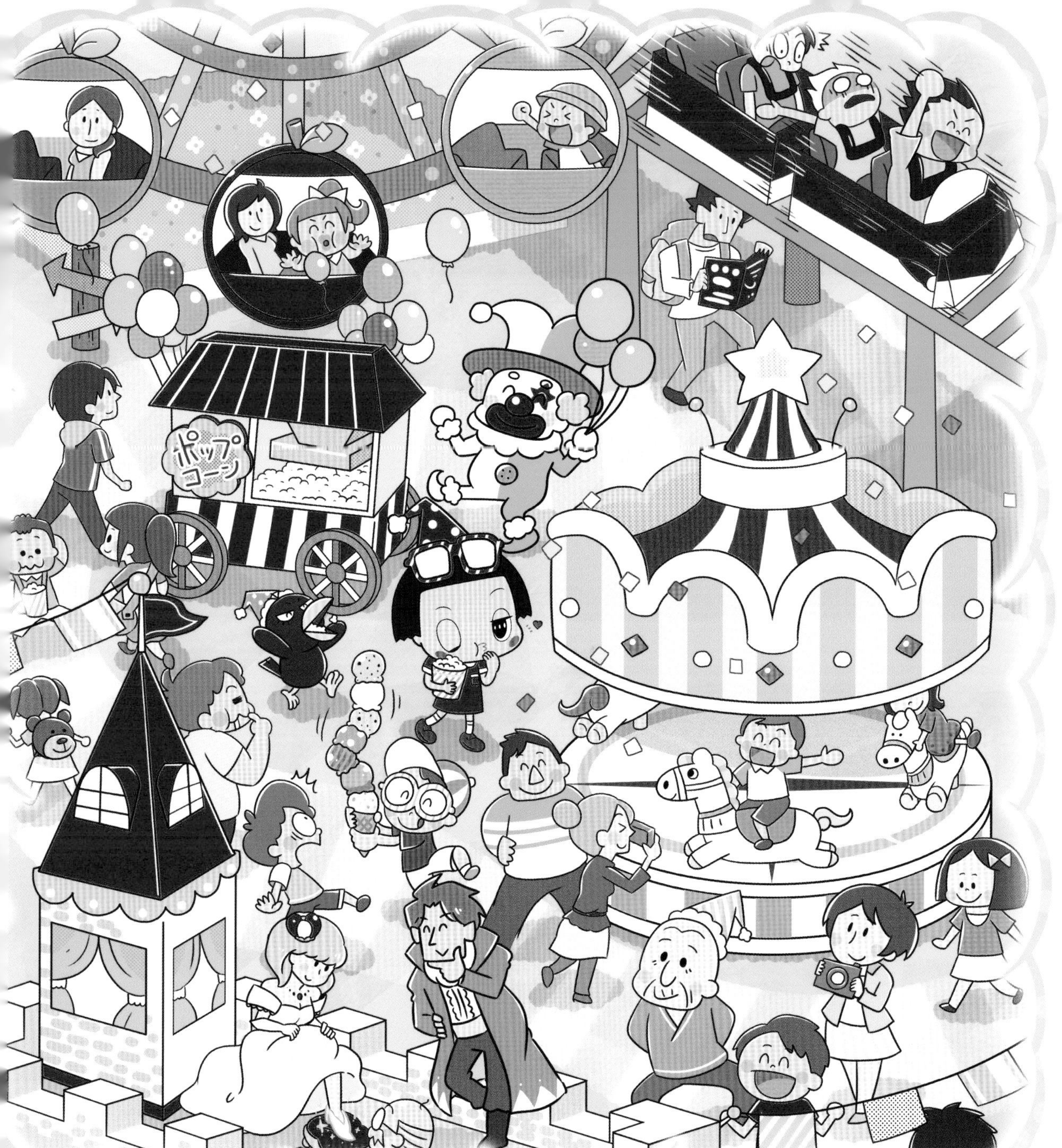

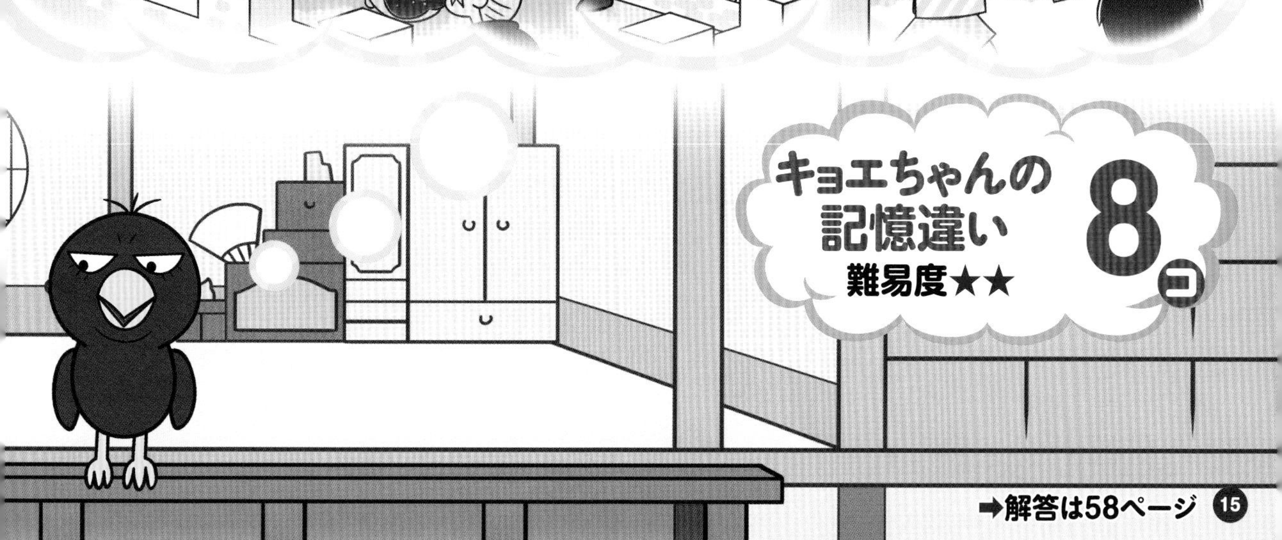

キョエちゃんの記憶違い 8コ

難易度★★

→解答は58ページ

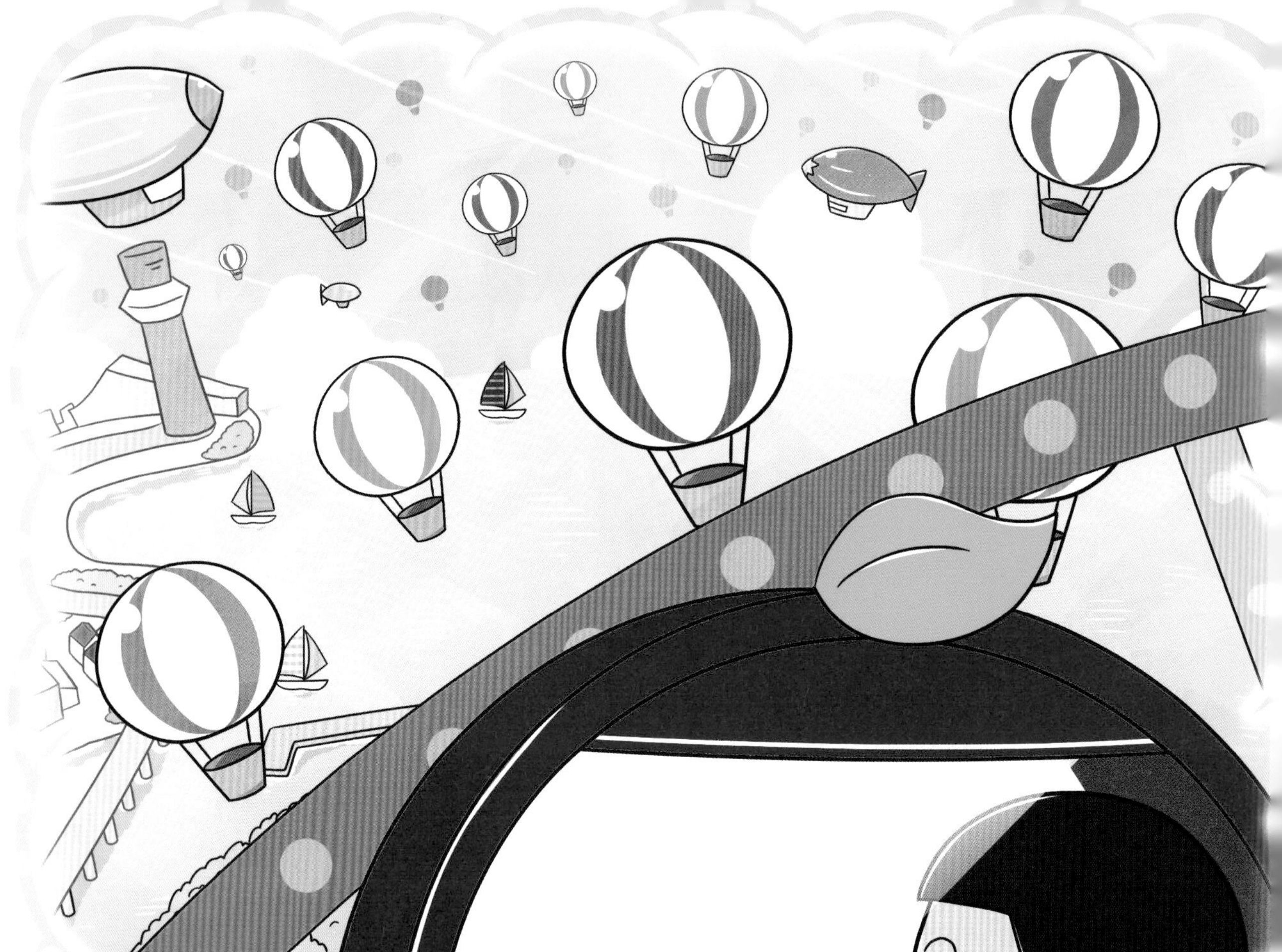
▶APPLE 09

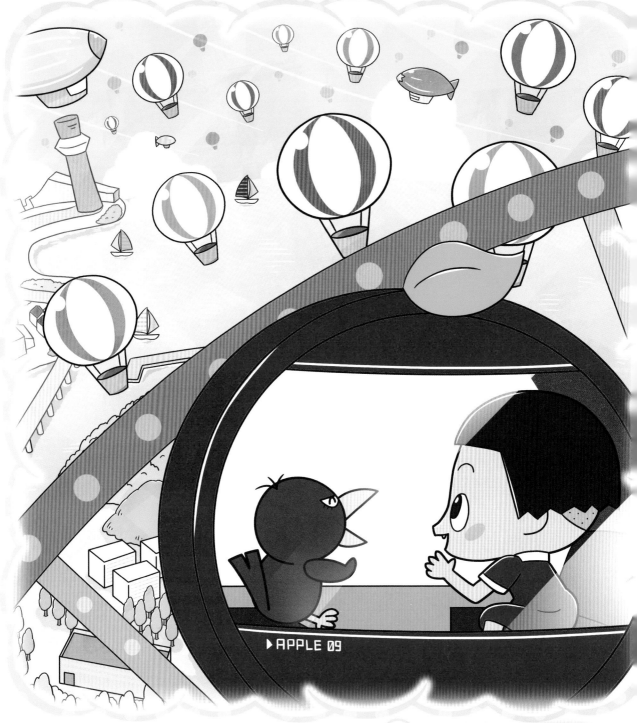

問題7

観覧車のまちがいさがし

観覧車に乗っていると、
大空に気球が次々と浮かんできました。
絵の左上のほうに難しいまちがいが
いくつかあるのでさがしてみましょう。

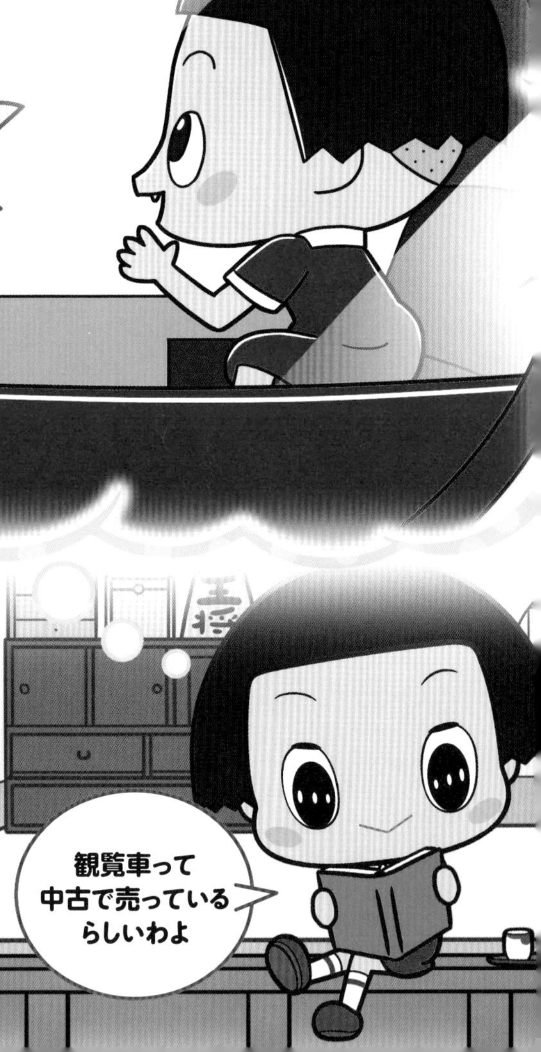
観覧車って
中古で売っている
らしいわよ

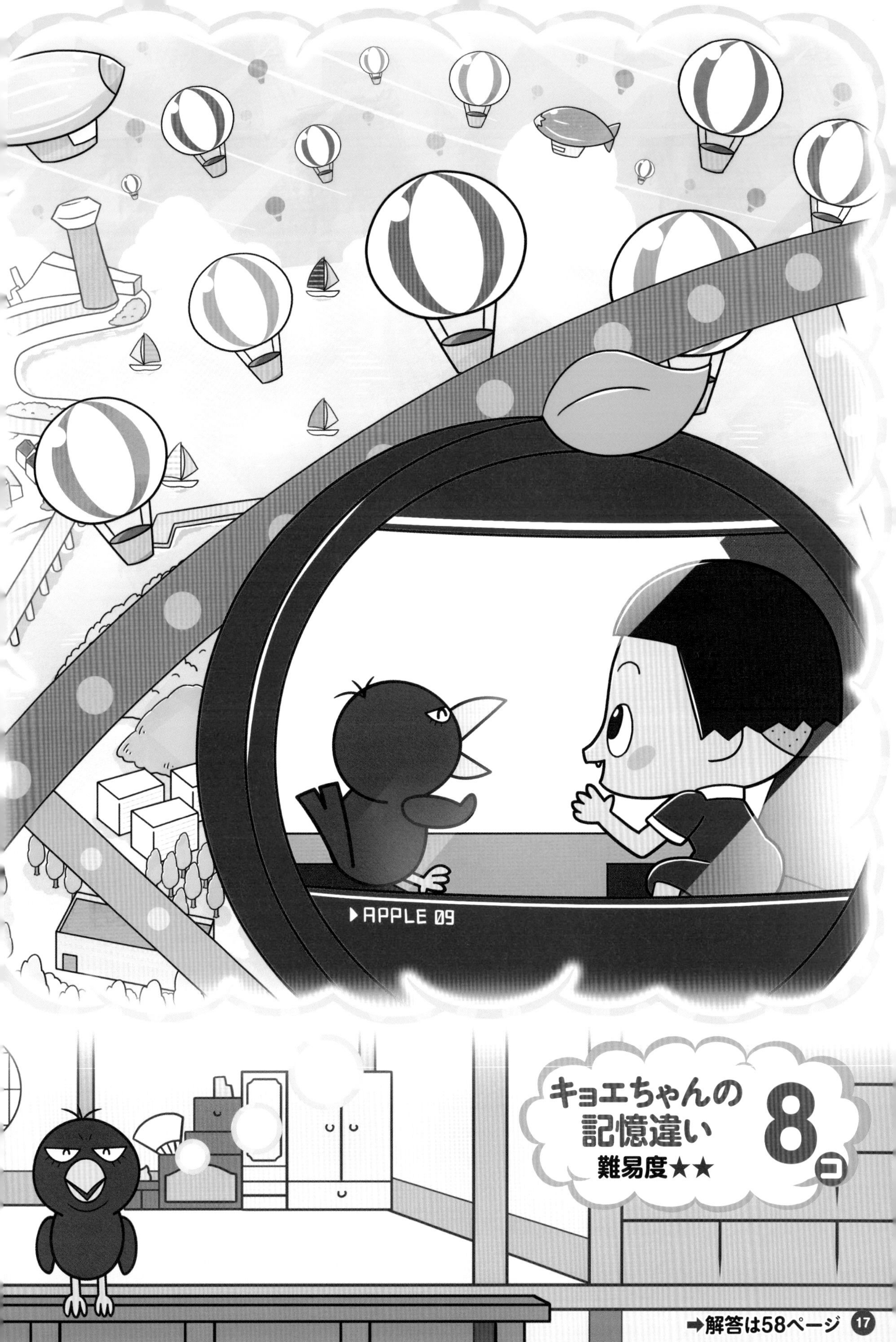

キョエちゃんの記憶違い 8コ

難易度★★

➡解答は58ページ

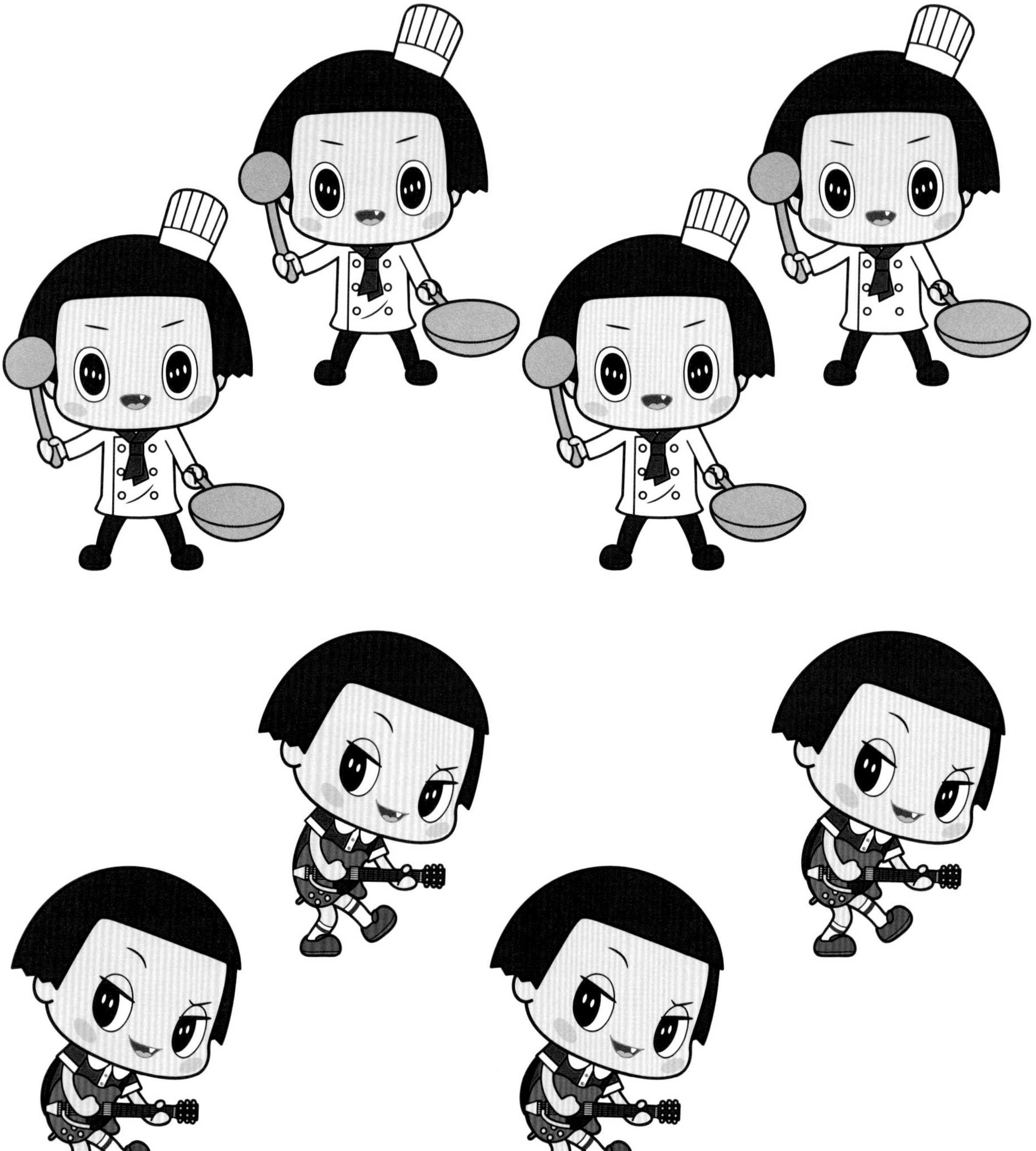

問題8

仲間はずれのまちがいさがし

シェフ、ミュージシャン、アイドル、
お花屋さんの格好をしたチコちゃん。
各職業に1コずつ混じっている
仲間はずれをさがしてみましょう。

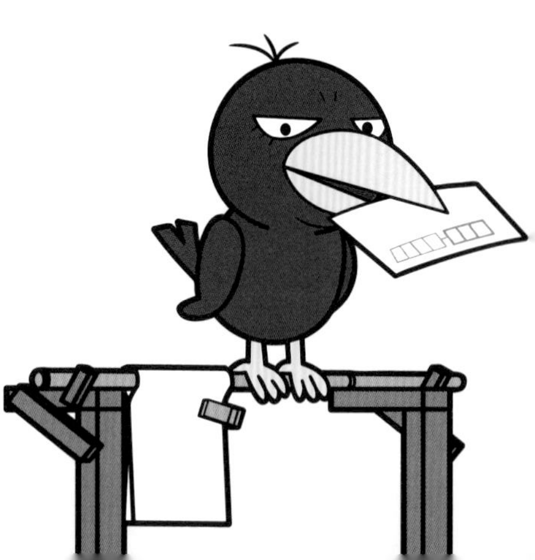

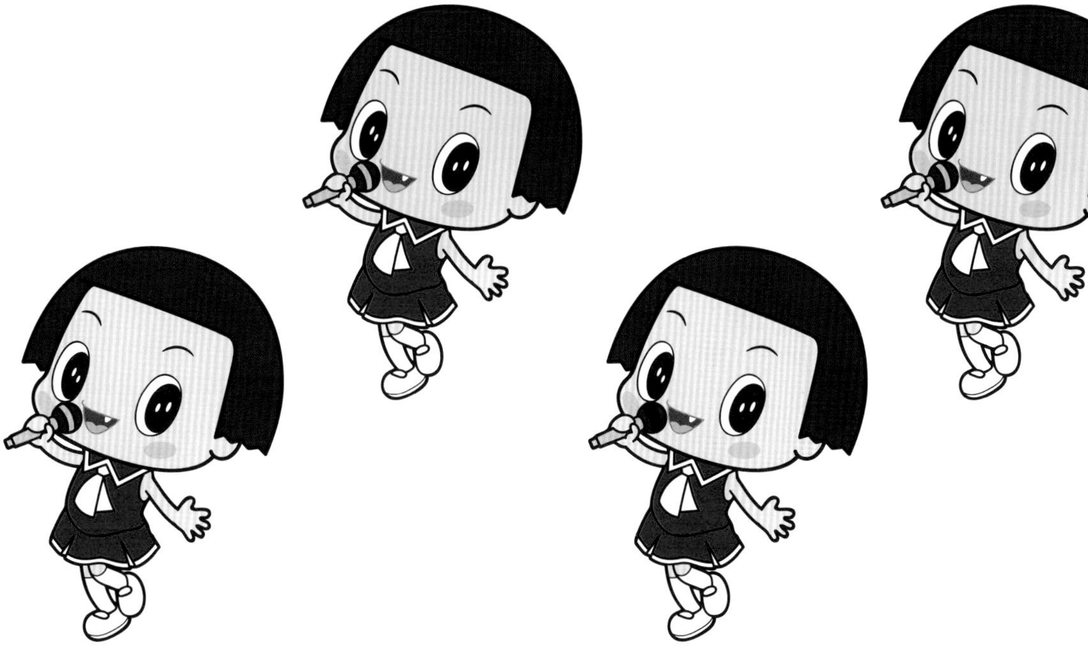

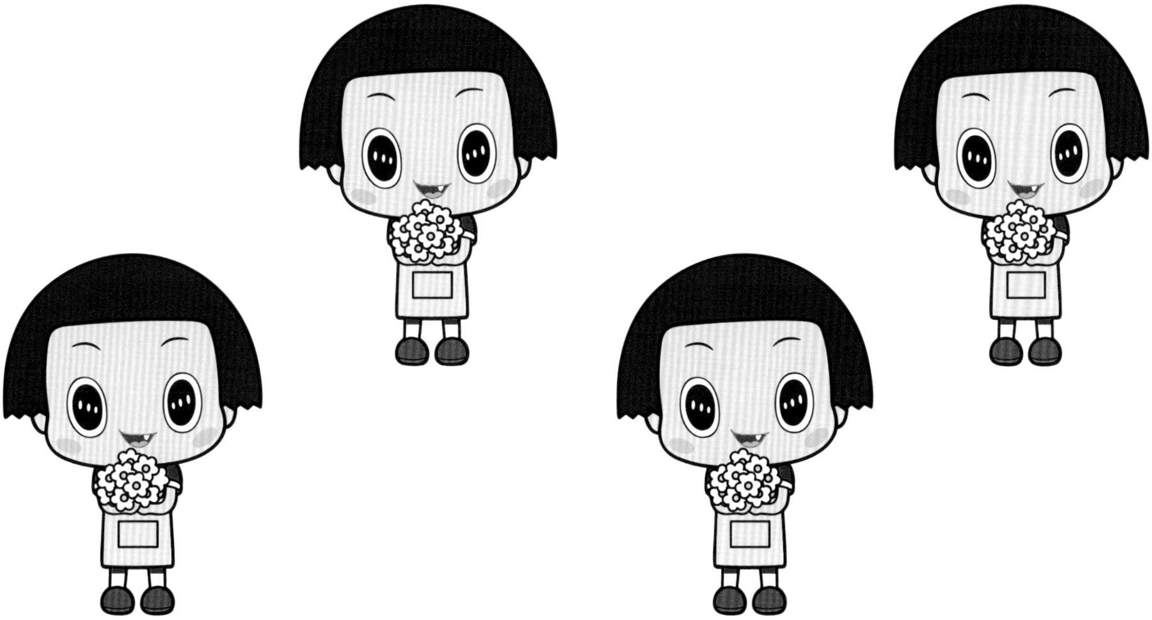

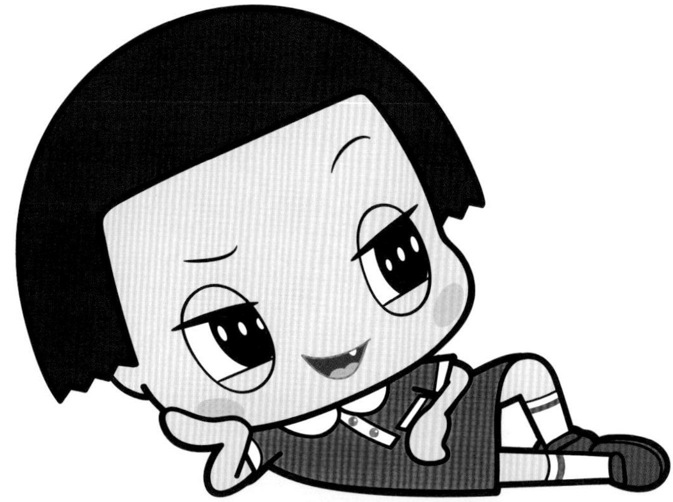

仲間はずれのまちがい

難易度★

4コ

➡解答は58ページ

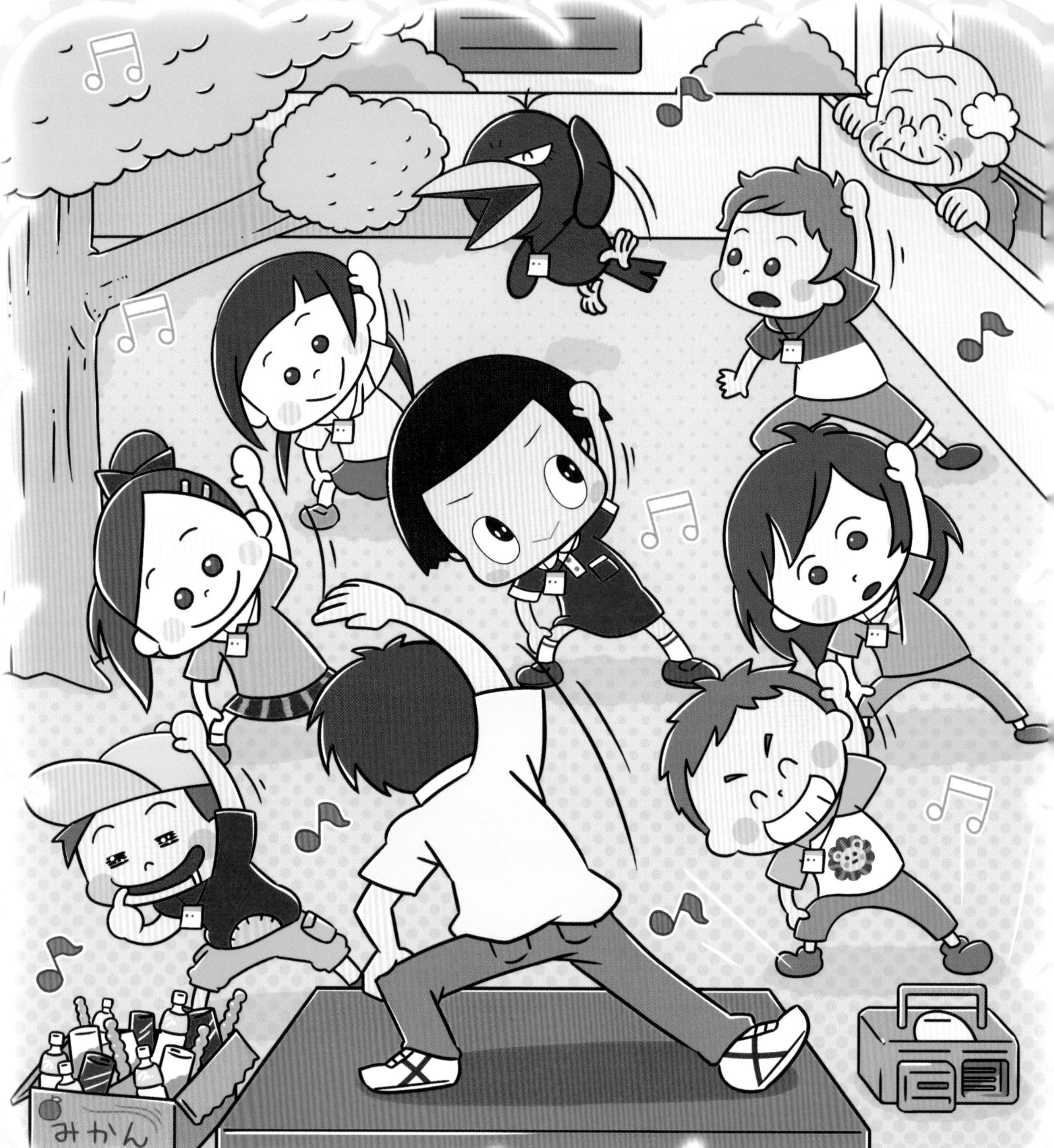
みかん

問題9

ラジオ体操のまちがいさがし

夏の朝と言えばラジオ体操。
絵の左下のほうに、かなり見つけづらいまちがいがあるのでさがしてみましょう。

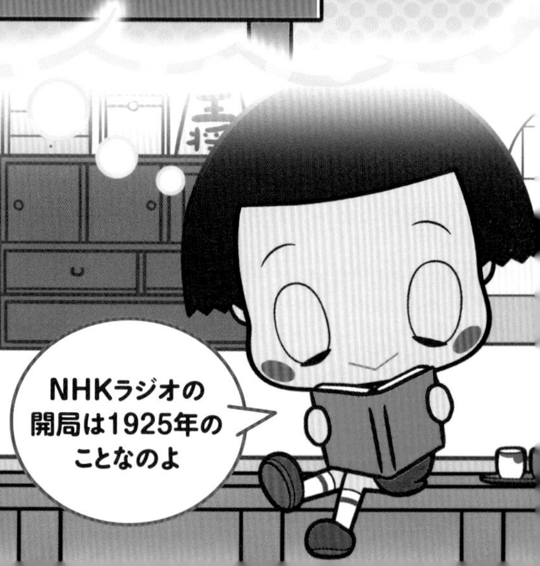
NHKラジオの開局は1925年のことなのよ

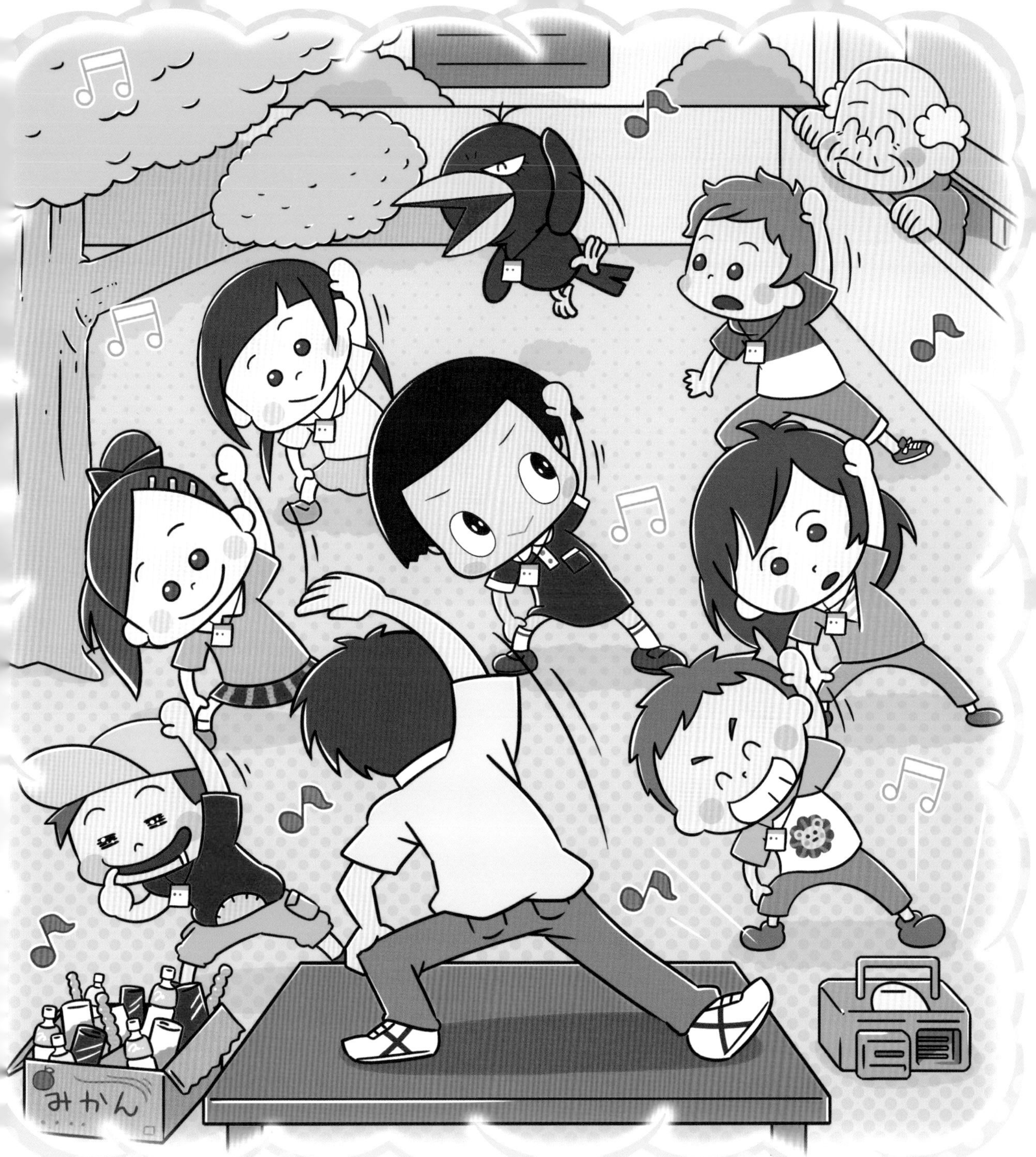

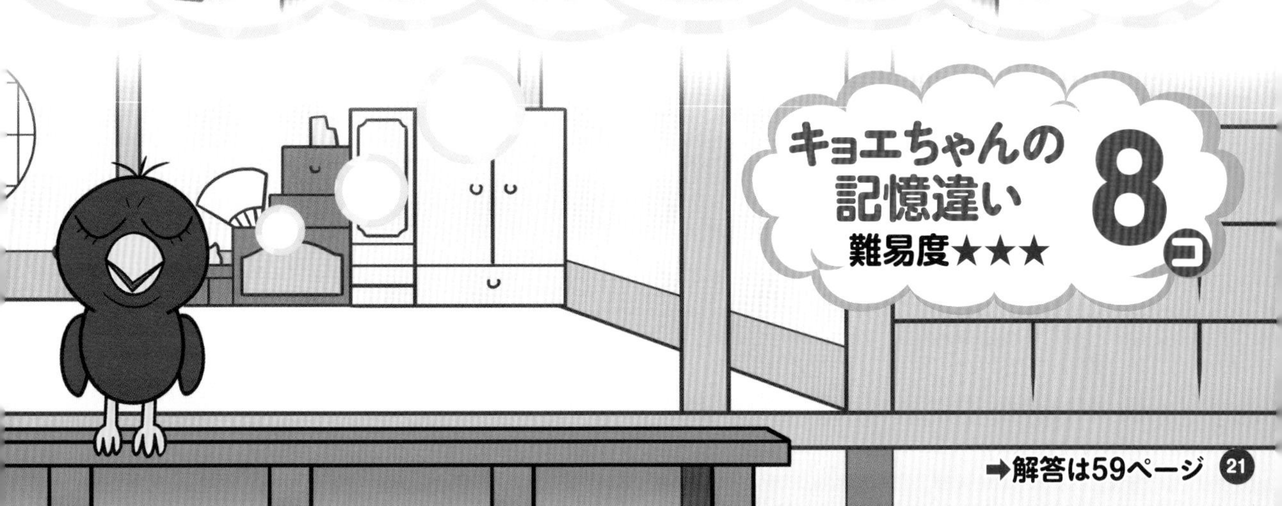

キョエちゃんの記憶違い

難易度★★★

8コ

➡解答は59ページ

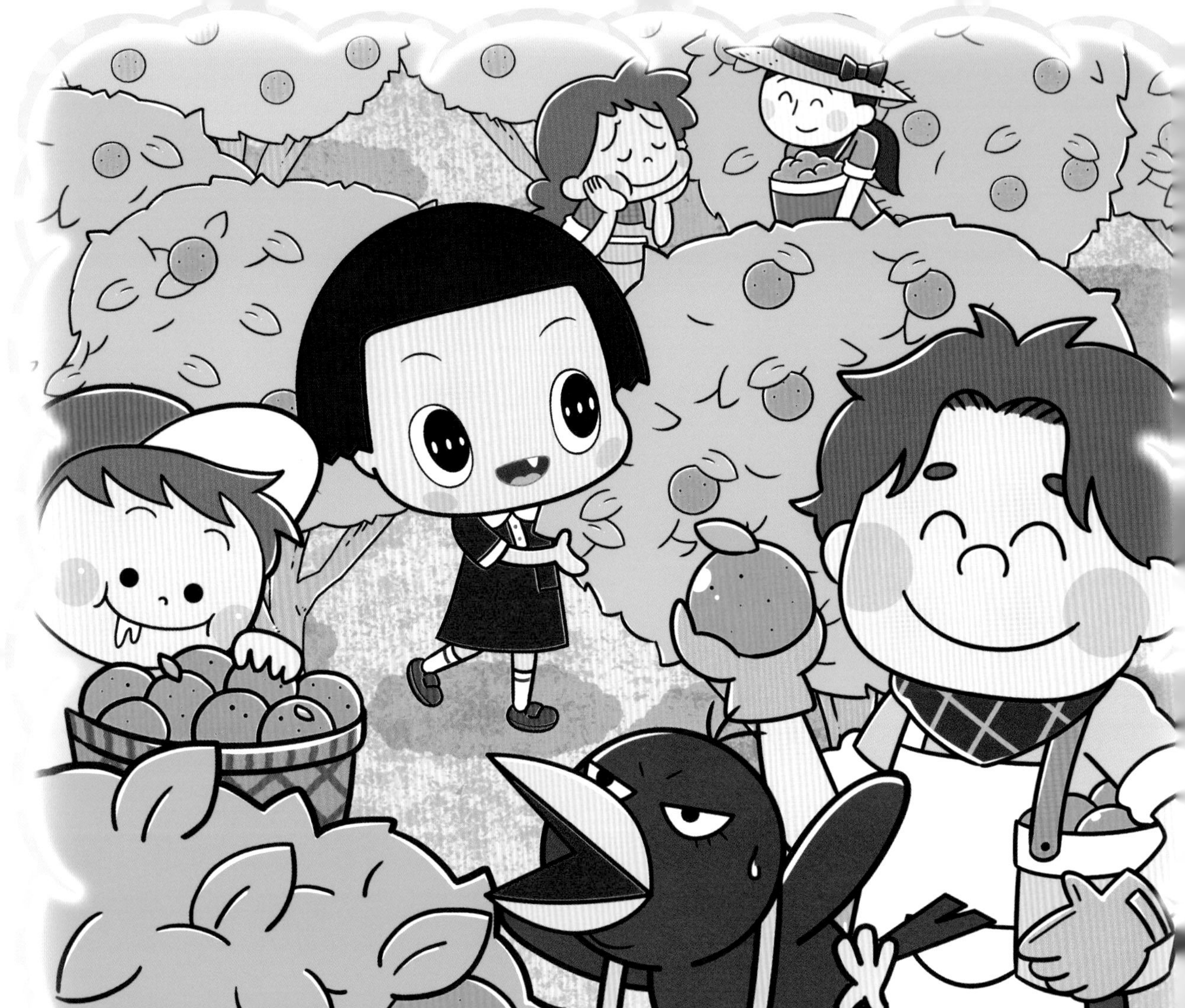

問題10

みかん狩りのまちがいさがし

おいしそうなみかんを早く食べたくて
しょうがないチコちゃん。キョエちゃん、
そんなにたくさんカゴに入れて大丈夫？

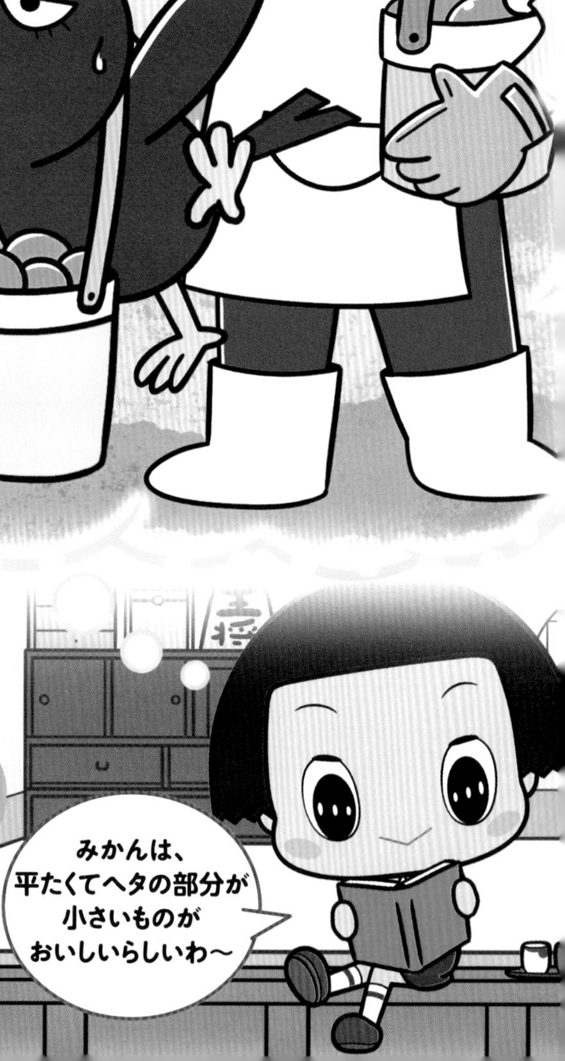
みかんは、
平たくてヘタの部分が
小さいものが
おいしいらしいわ～

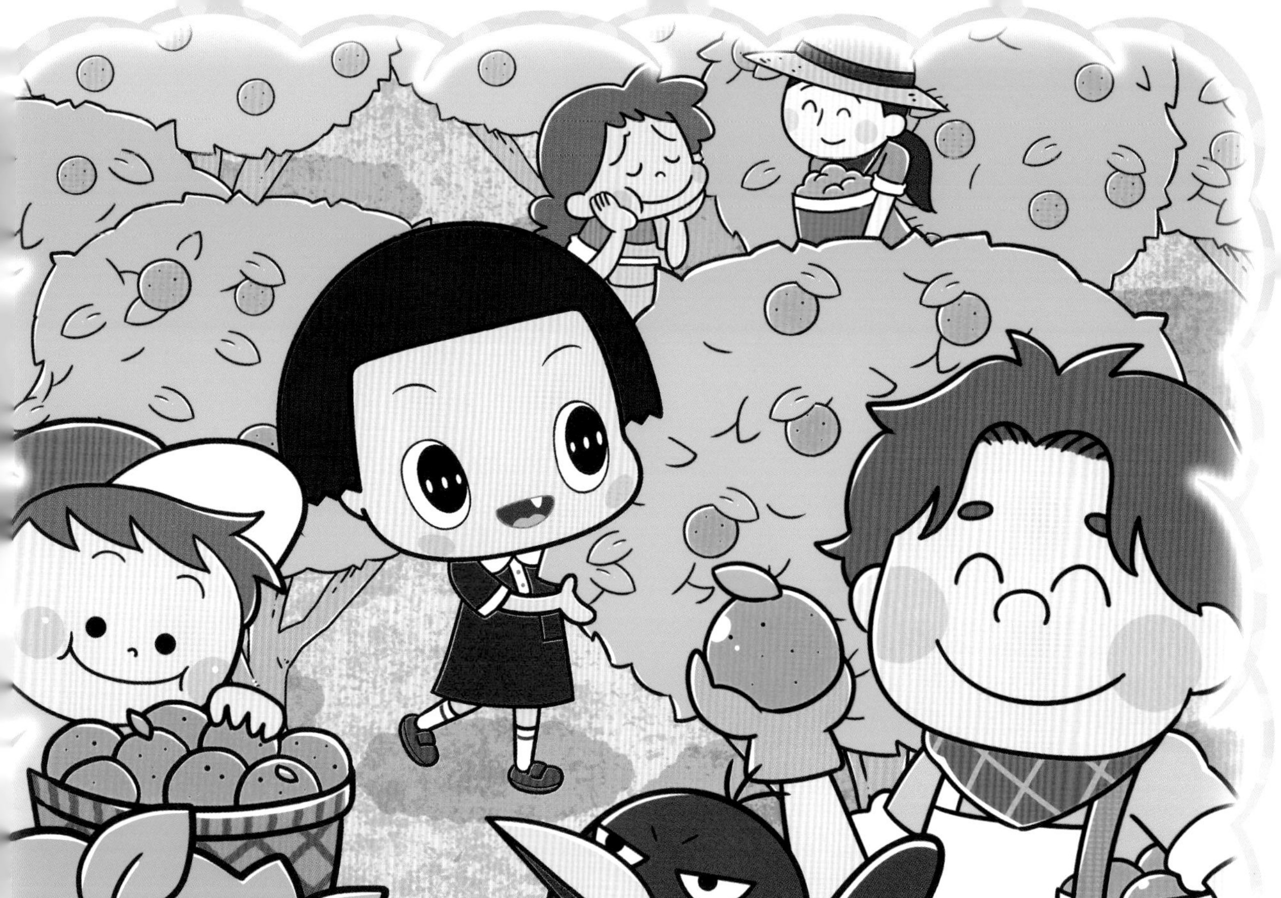

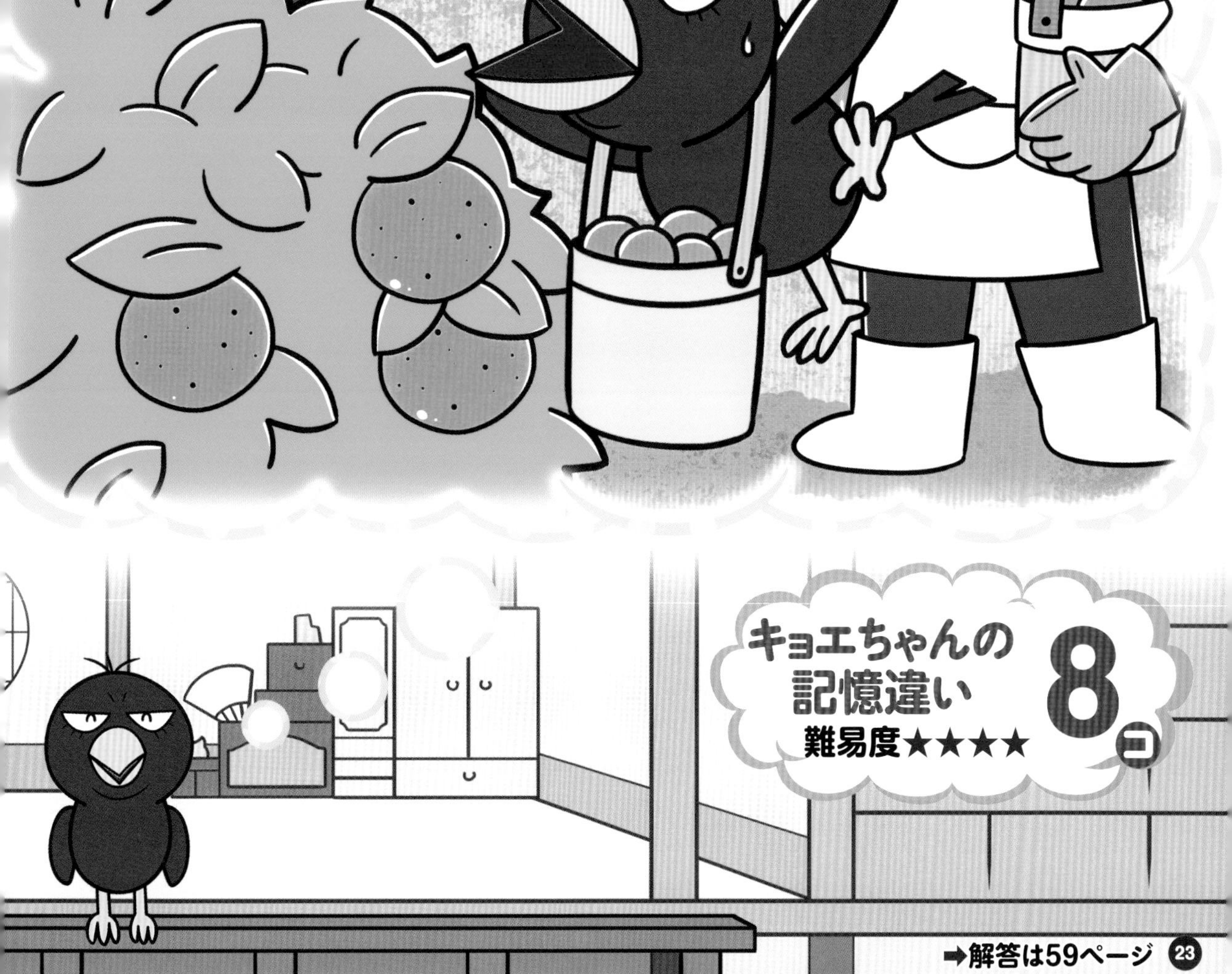

キョエちゃんの記憶違い 8コ

難易度★★★★

➡解答は59ページ

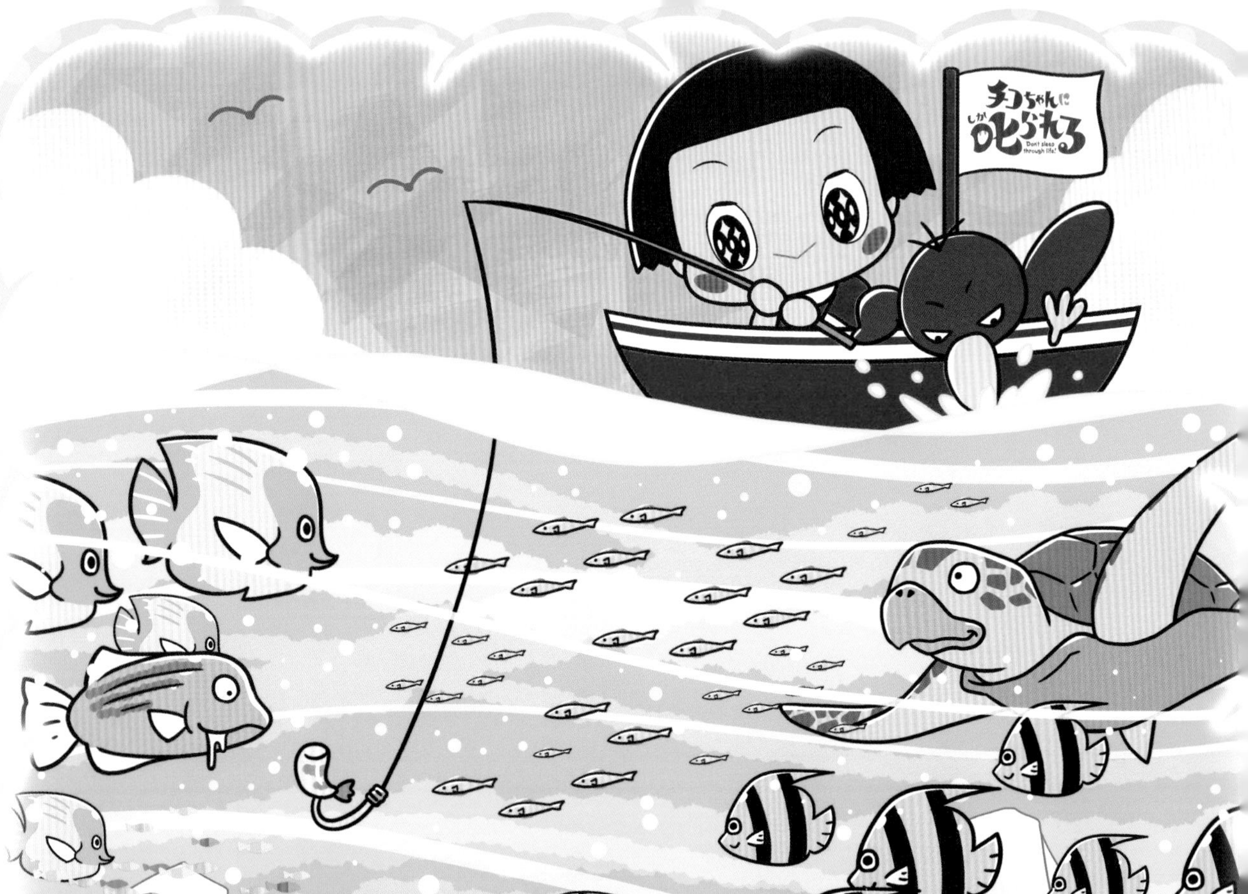
チコちゃんに叱《しか》られる
Don't sleep through life!

問題11

魚釣りのまちがいさがし

コバルトブルーの美しい海にやってきたふたり。
鮮やかな色の魚がたくさんいるね。
チコちゃん、たくさん釣れたかな？

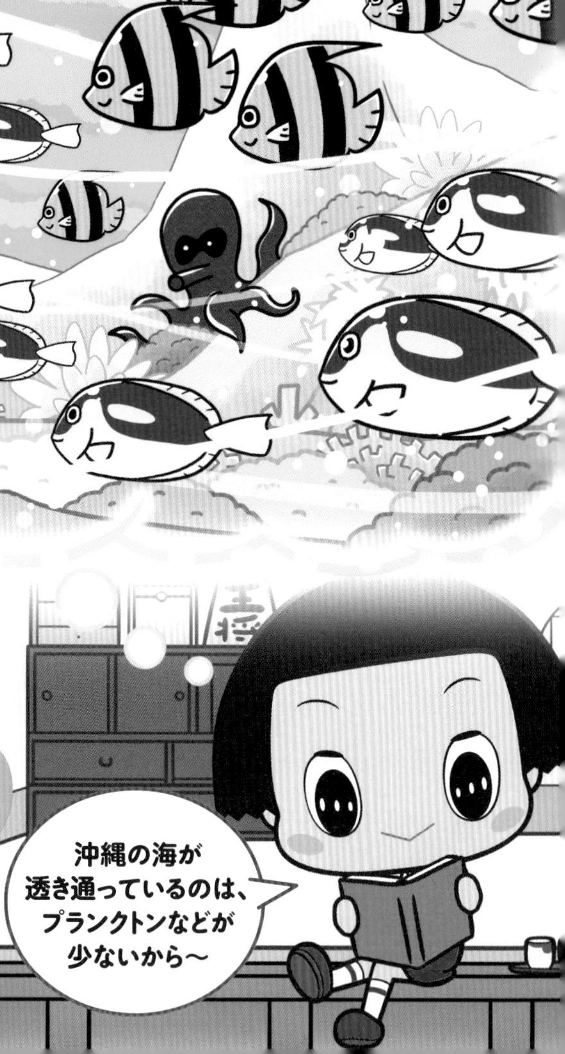
沖縄の海が
透き通っているのは、
プランクトンなどが
少ないから～

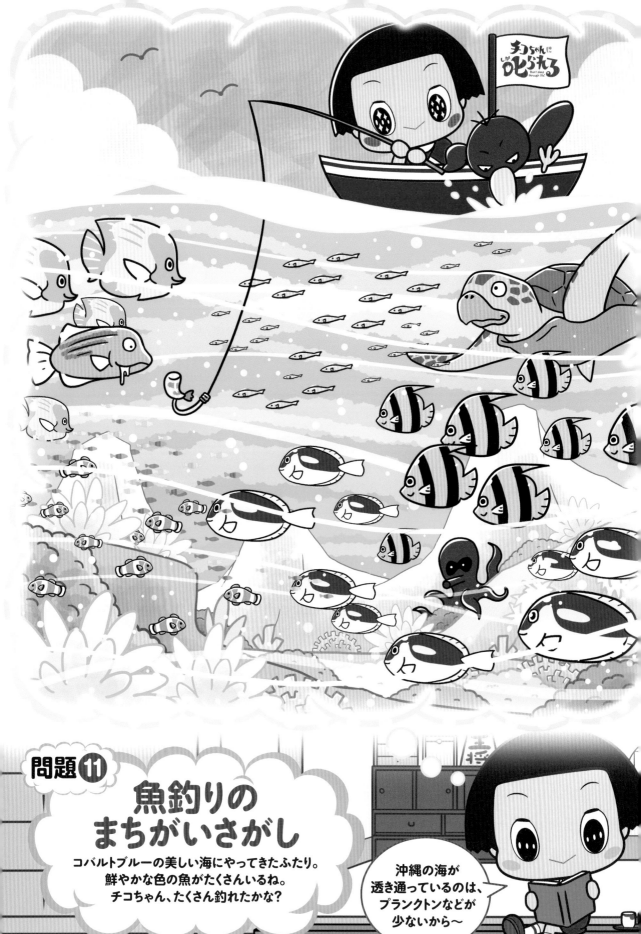

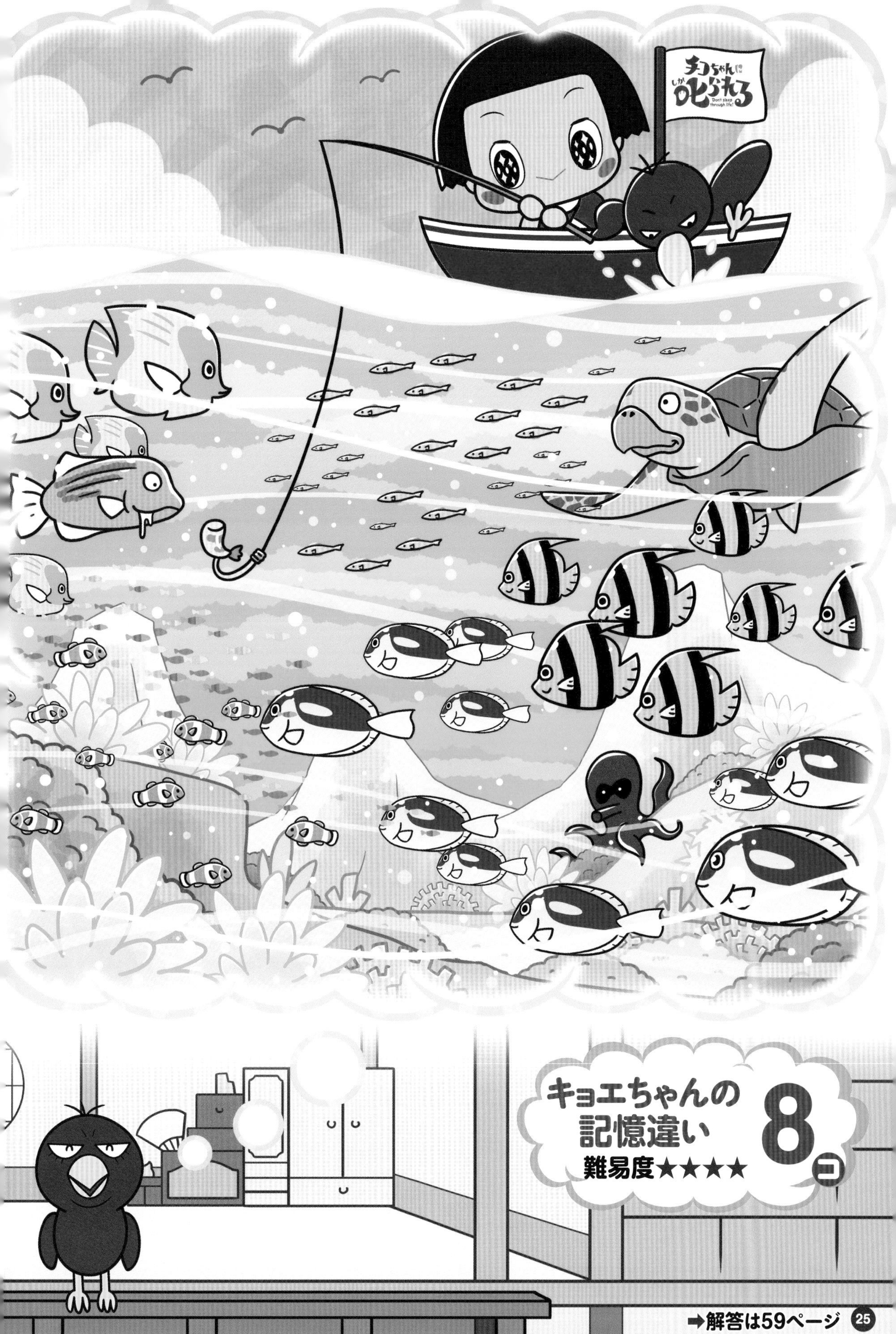
チコちゃんに叱《しか》られる
Don't sleep through life!

キョエちゃんの記憶違い 8コ

難易度★★★★

➡解答は59ページ

見本

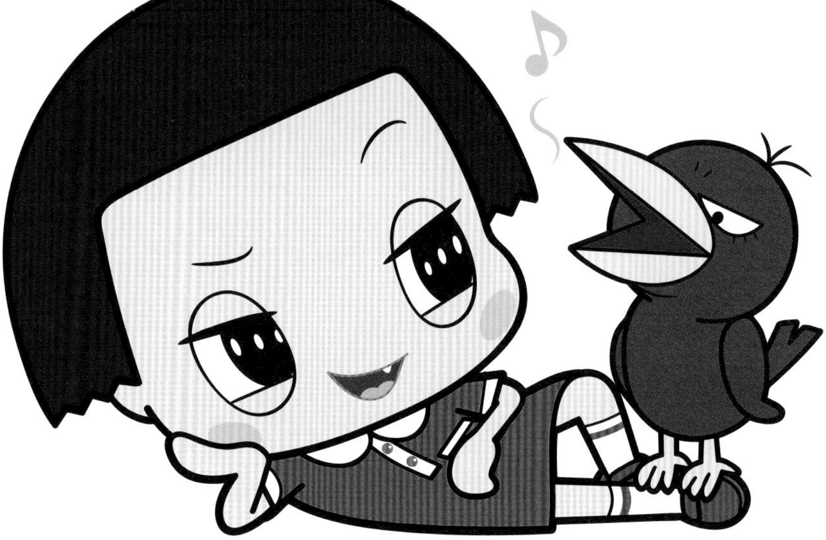

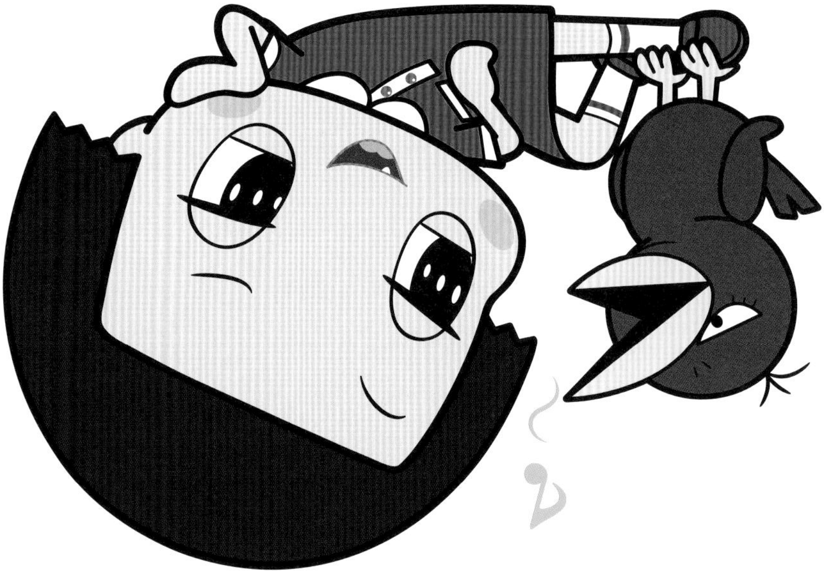

問題12

反転の まちがいさがし

見本をのぞく3つの絵では、
チコちゃんとキョエちゃんが
左右や上下に反転しています。
その中から5コのまちがいを
さがしましょう。

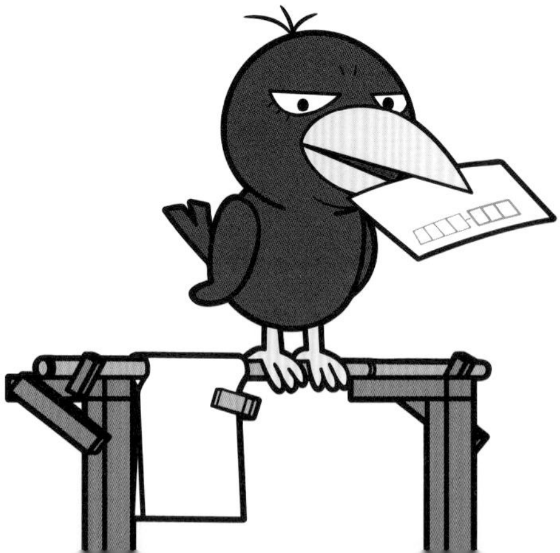

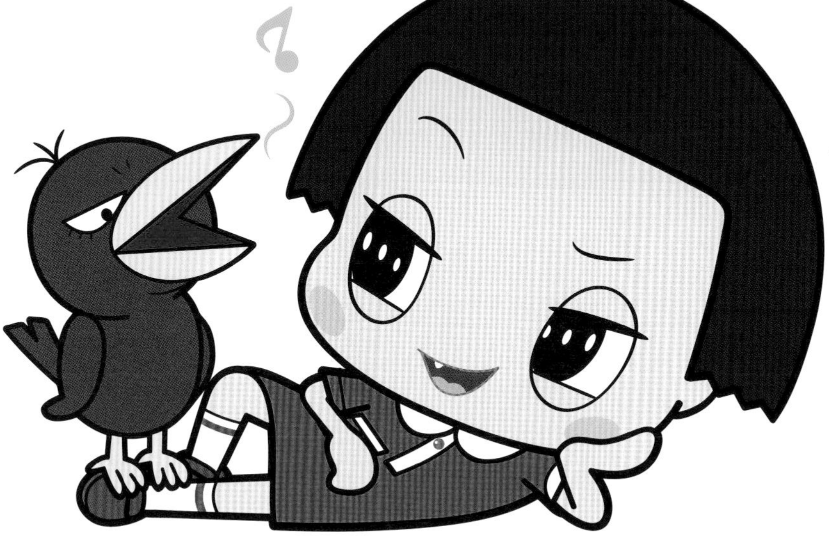

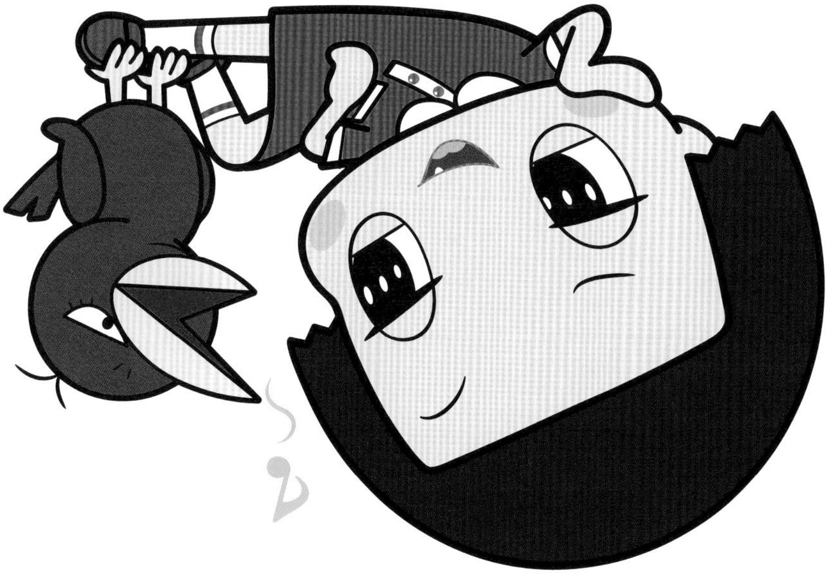

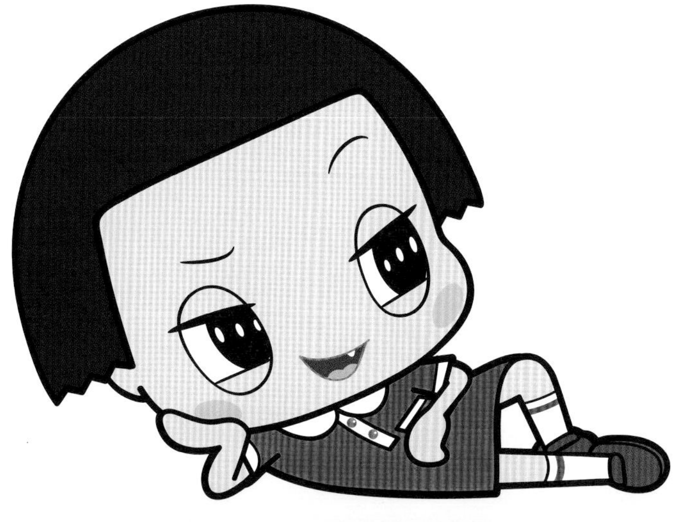

反転のまちがい

難易度★★

5コ

➡解答は59ページ

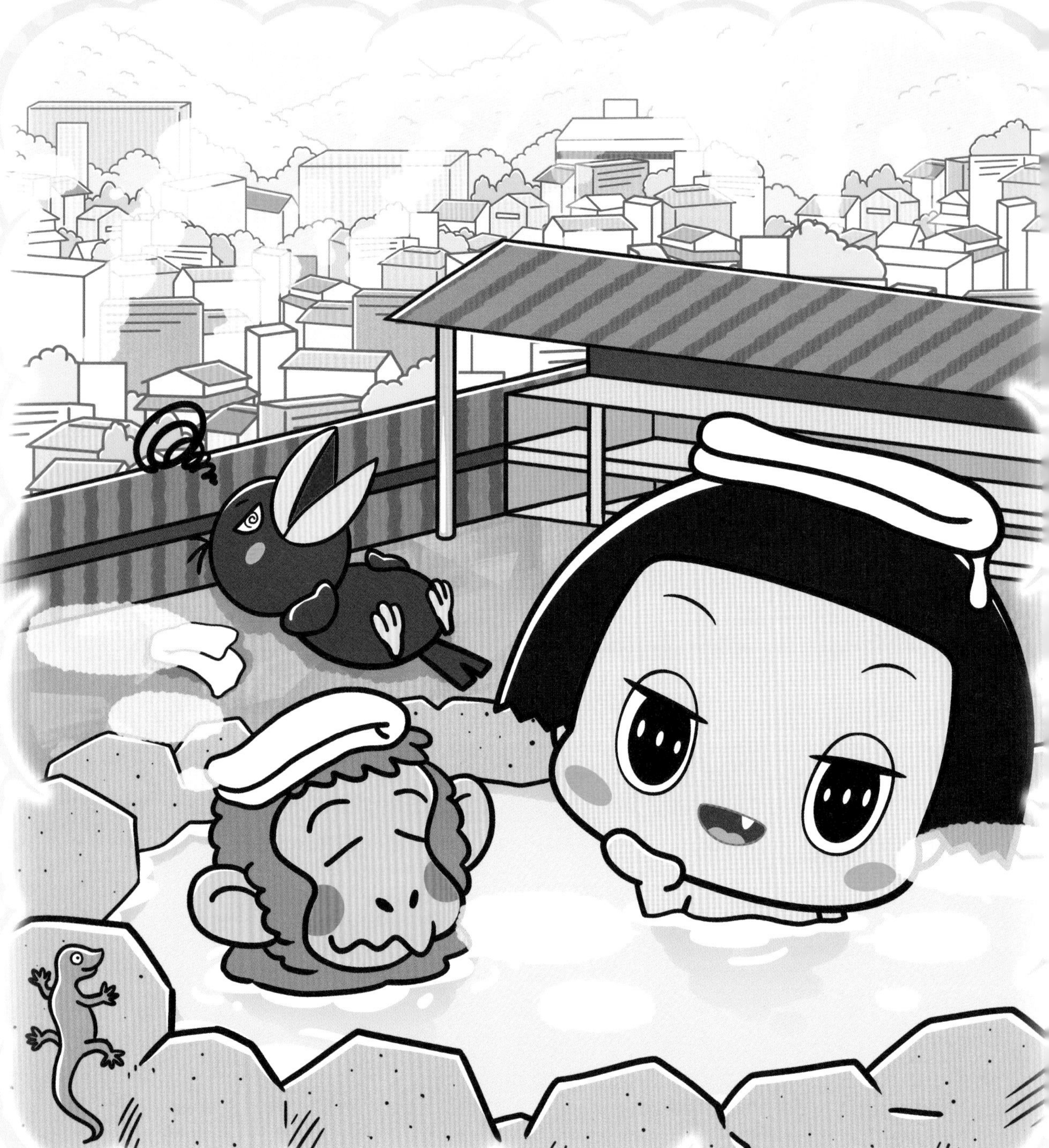

問題13

温泉のまちがいさがし

気持ちよさそうに温泉に入っているチコちゃん。
日々の疲れは取れたかな?
あれ?　サルまでいっしょに
入ってきたよ!?

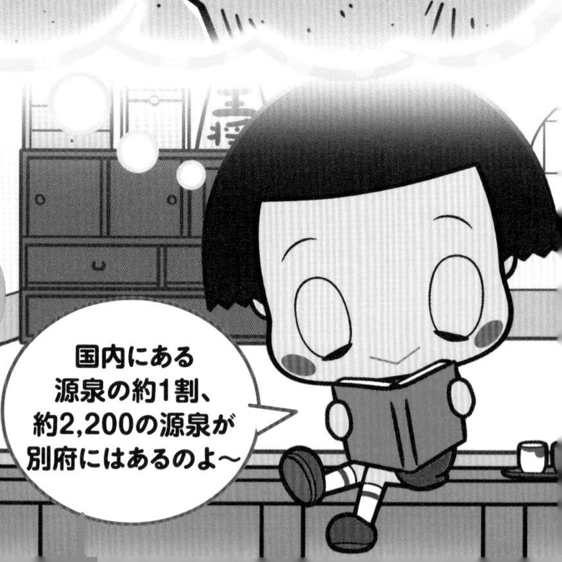
国内にある源泉の約1割、約2,200の源泉が別府にはあるのよ～

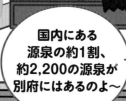

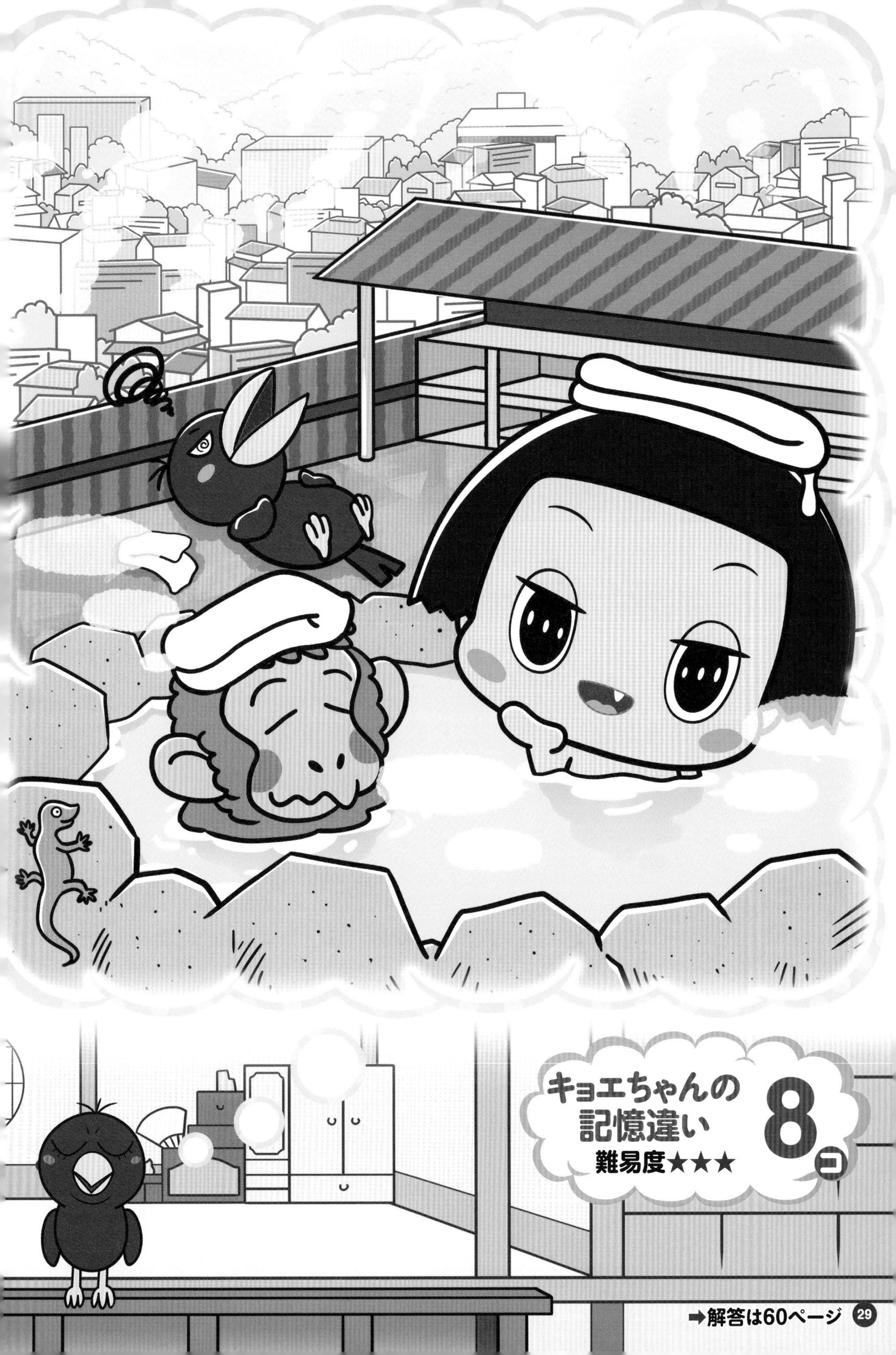

➡解答は60ページ

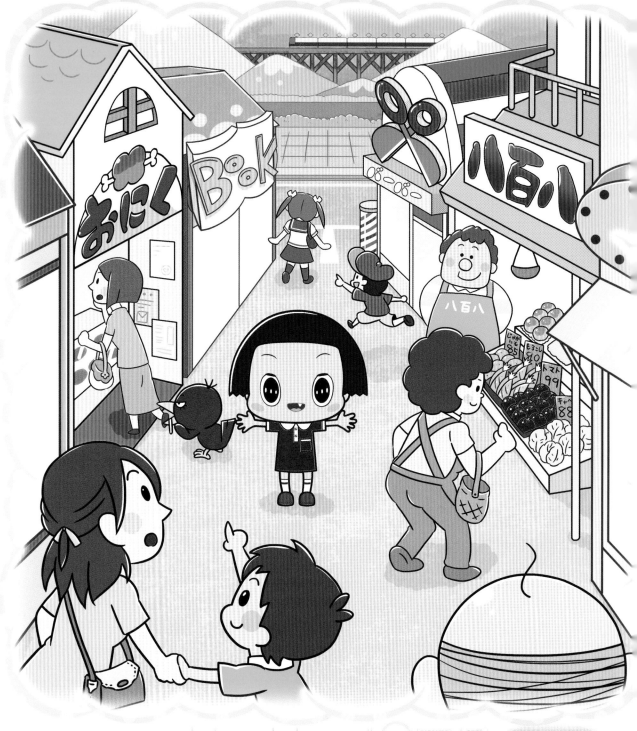

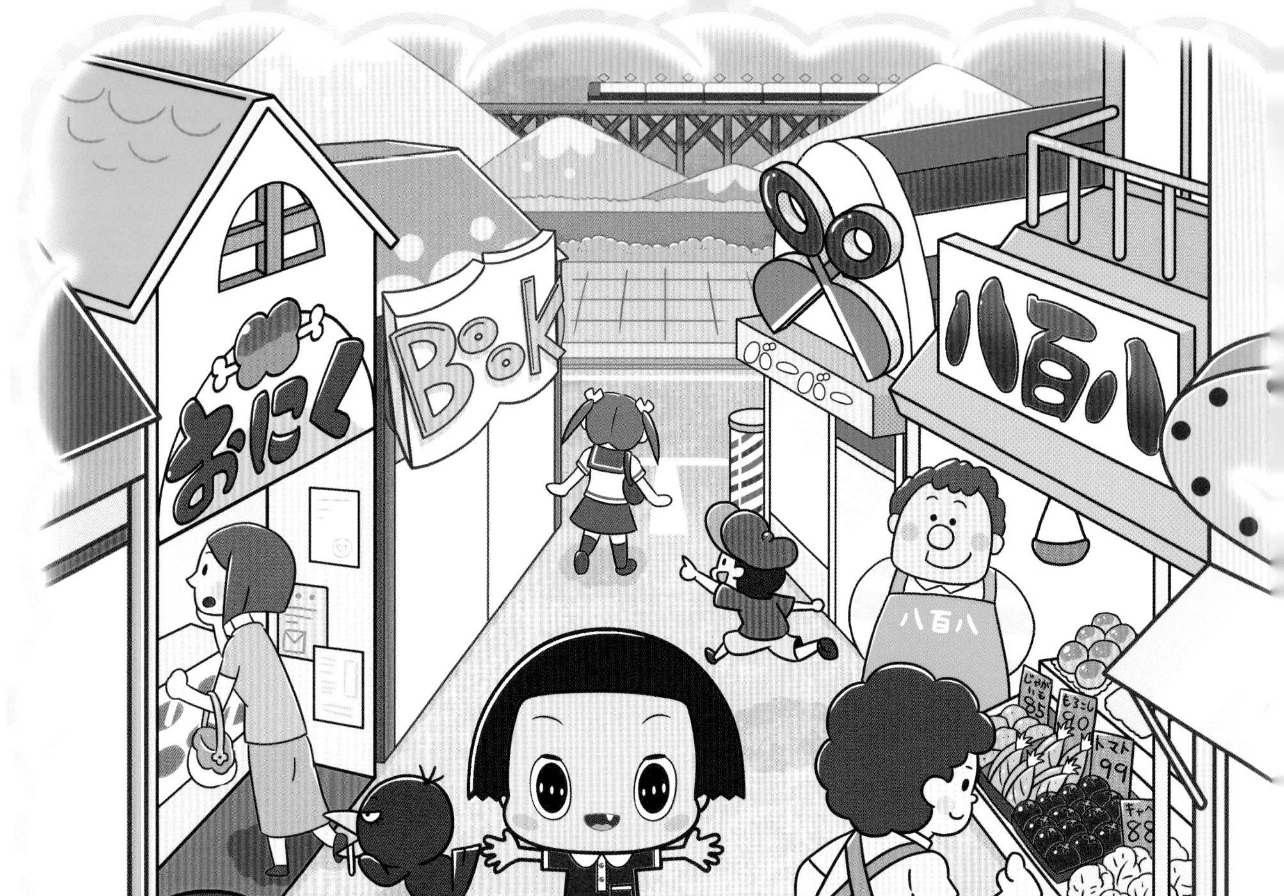

問題14

商店街のまちがいさがし

夕方の商店街。いろんな人が歩いているね。
キョエちゃん、置いていかれちゃうよ!
まちがいのレベルはかなり難しめかな?

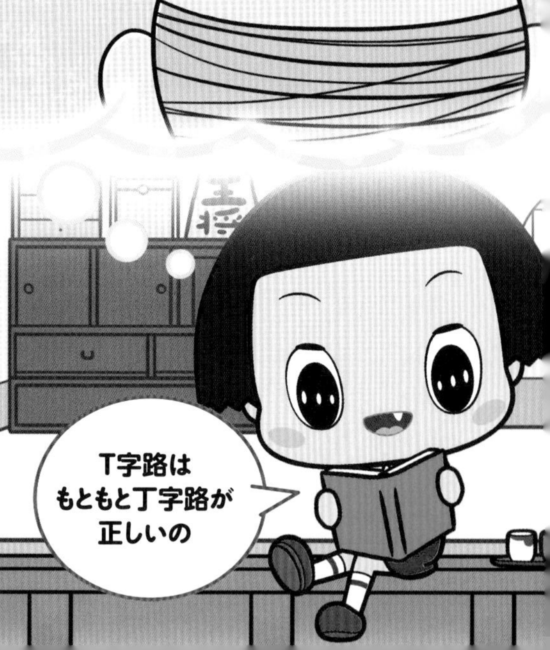

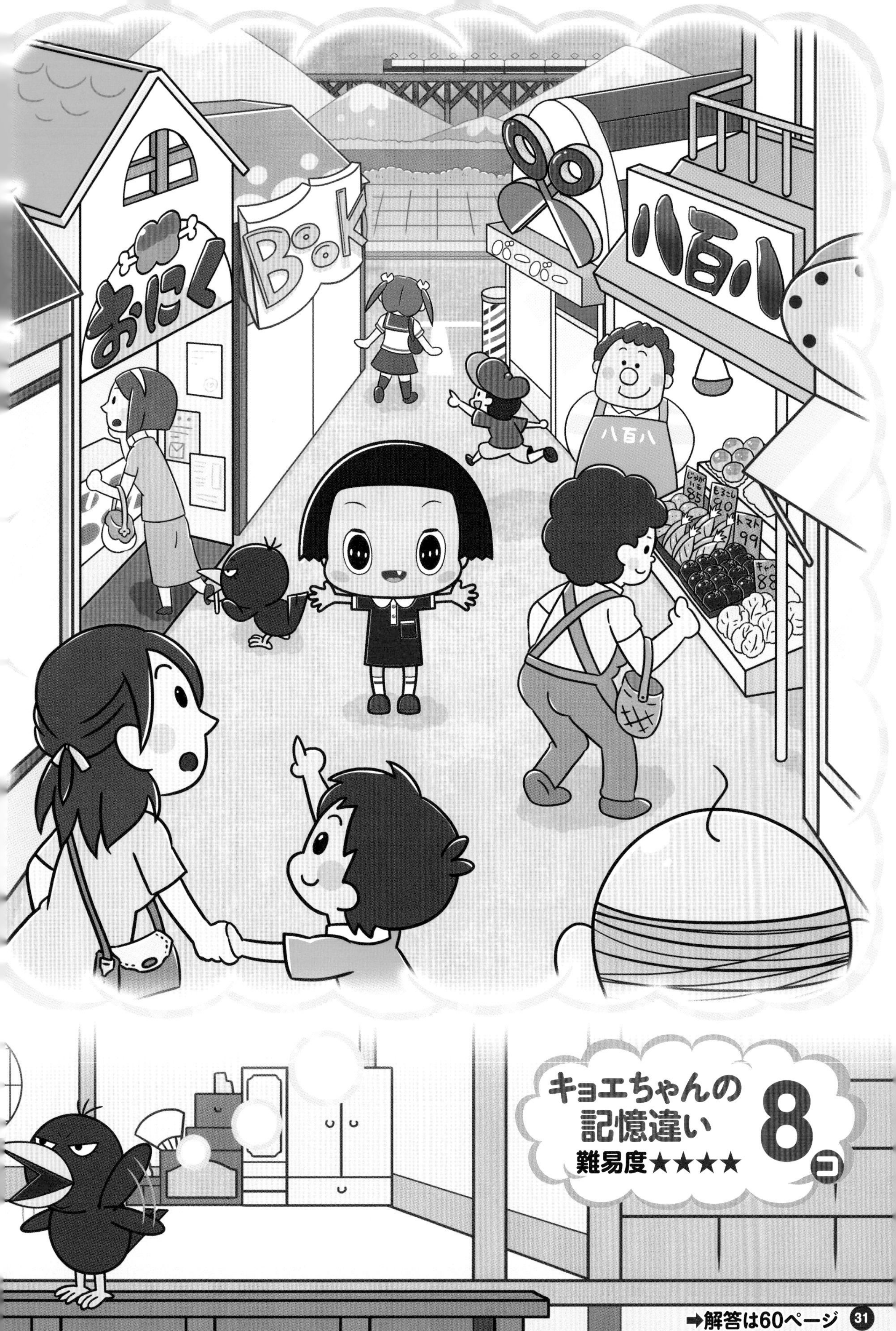

キョエちゃんの記憶違い

難易度★★★★

8コ

➡解答は60ページ

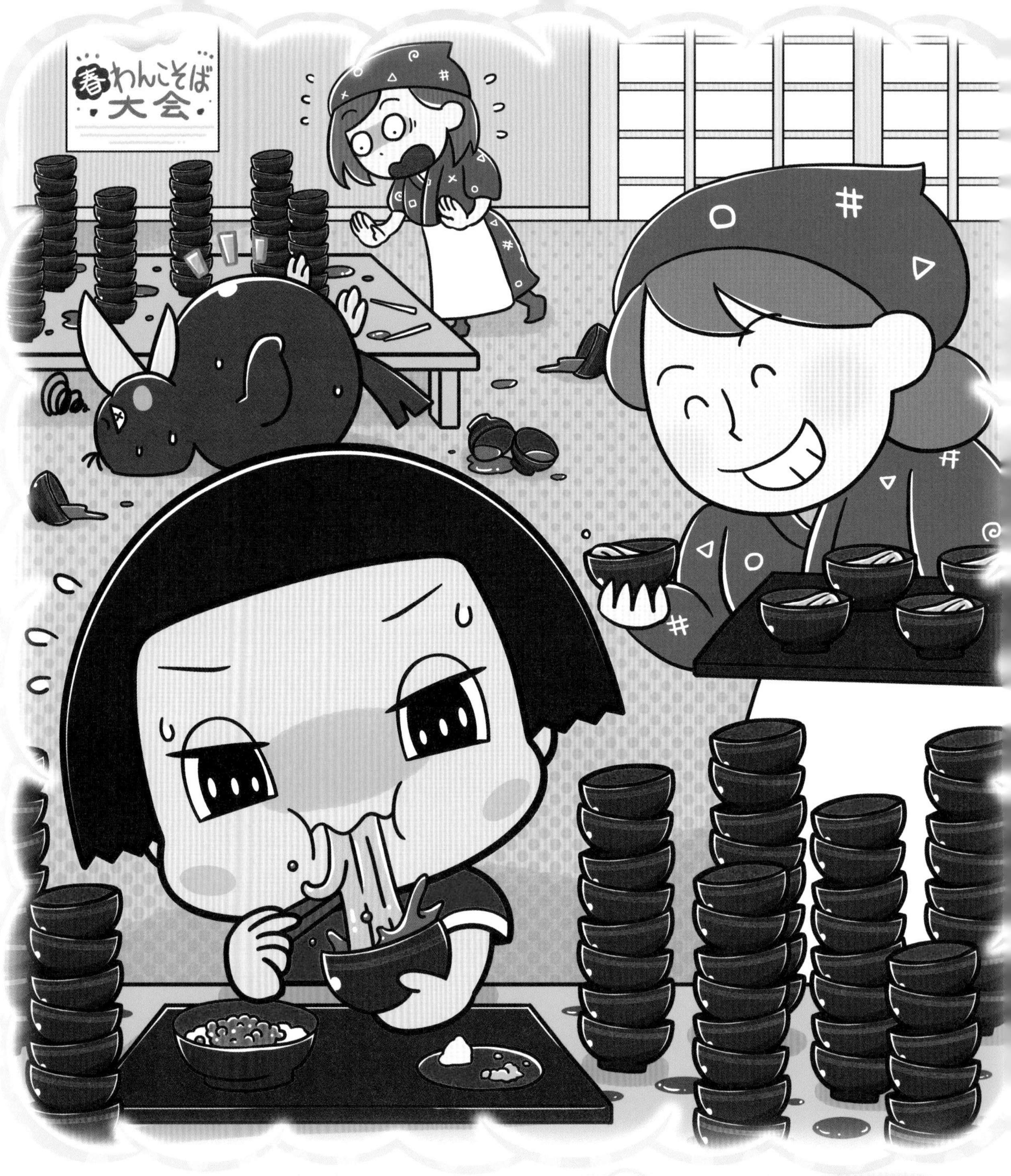
春 わんこそば
大会

問題15

わんこそばの まちがいさがし

わんこそばにチャレンジしたふたり。
必死に食べているチコちゃんのうしろで、
キョエちゃんはもうギブアップ⁉

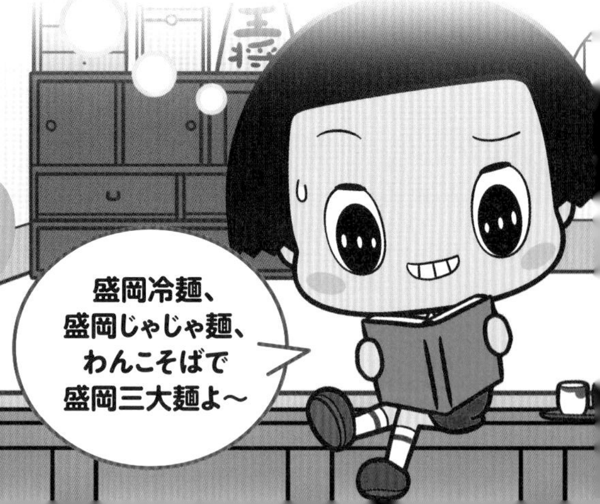
盛岡冷麺、
盛岡じゃじゃ麺、
わんこそばで
盛岡三大麺よ〜

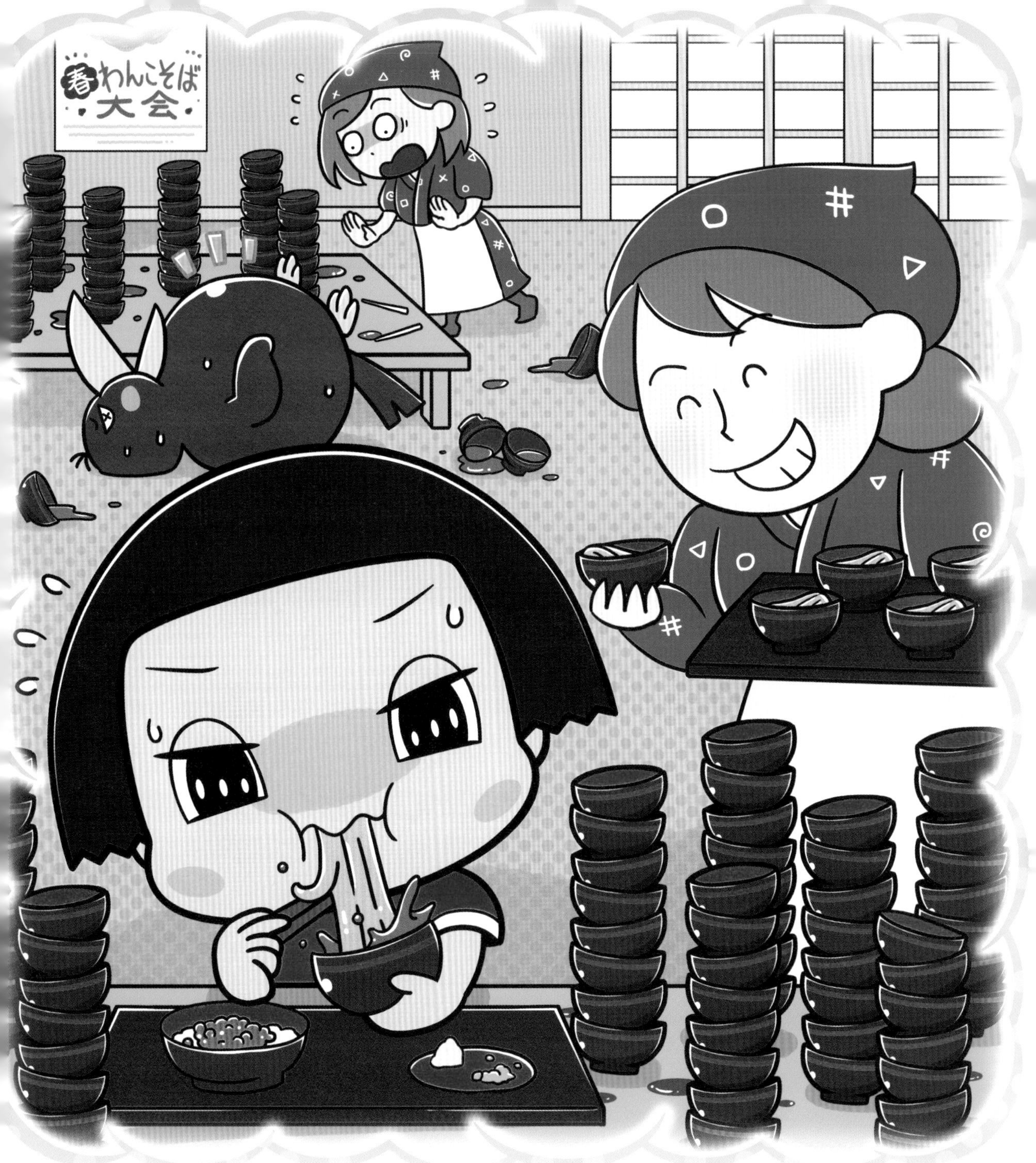

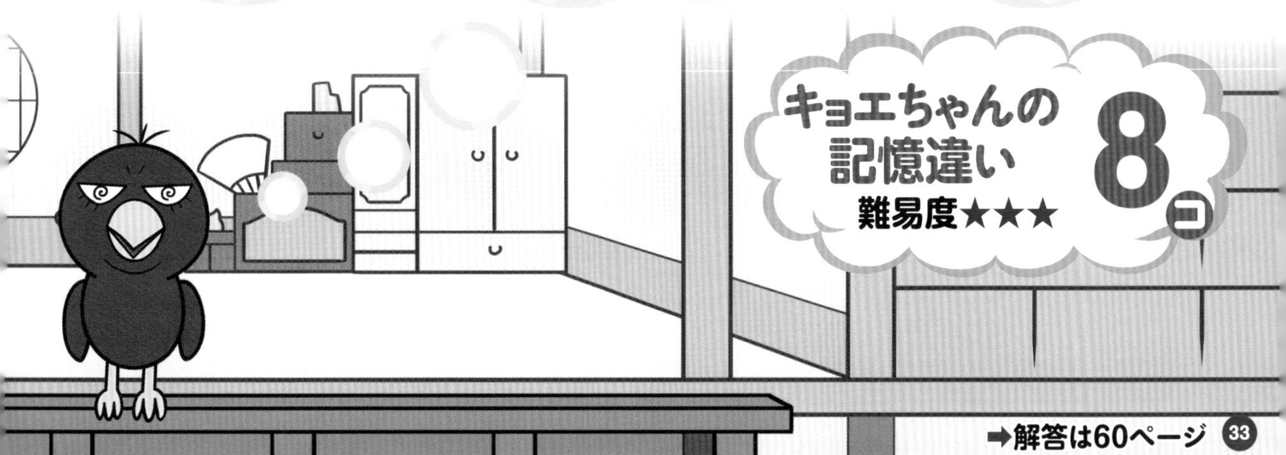

➡解答は60ページ

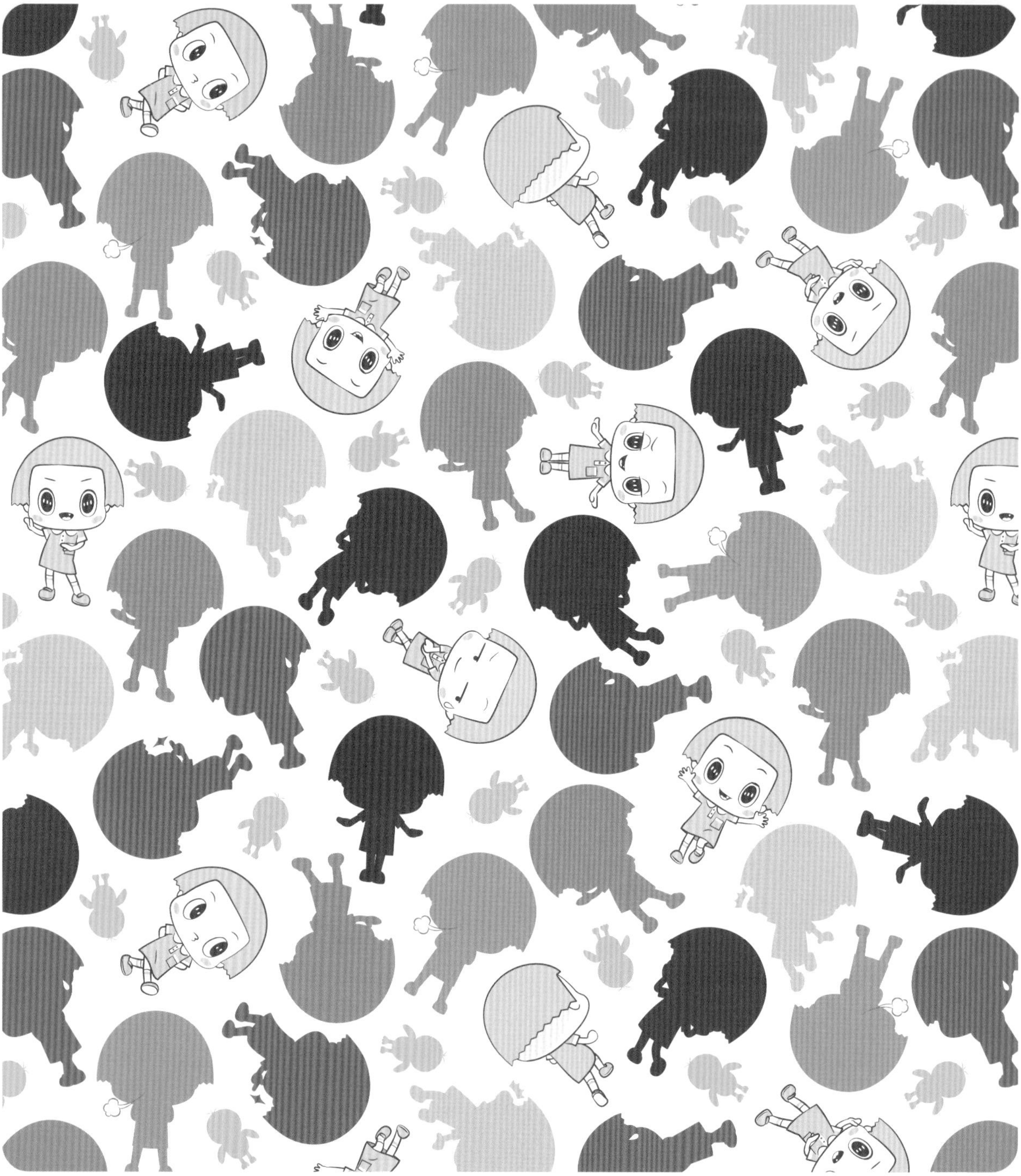

問題16

シルエットのまちがいさがし

チコちゃんの絵柄をまちがいさがしにしました。
左の絵柄と右の絵柄で、
シルエットに5コまちがいが
あるのでさがしてみましょう。

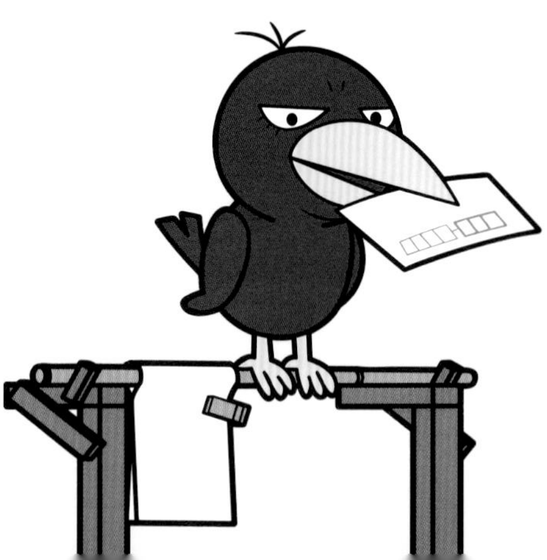

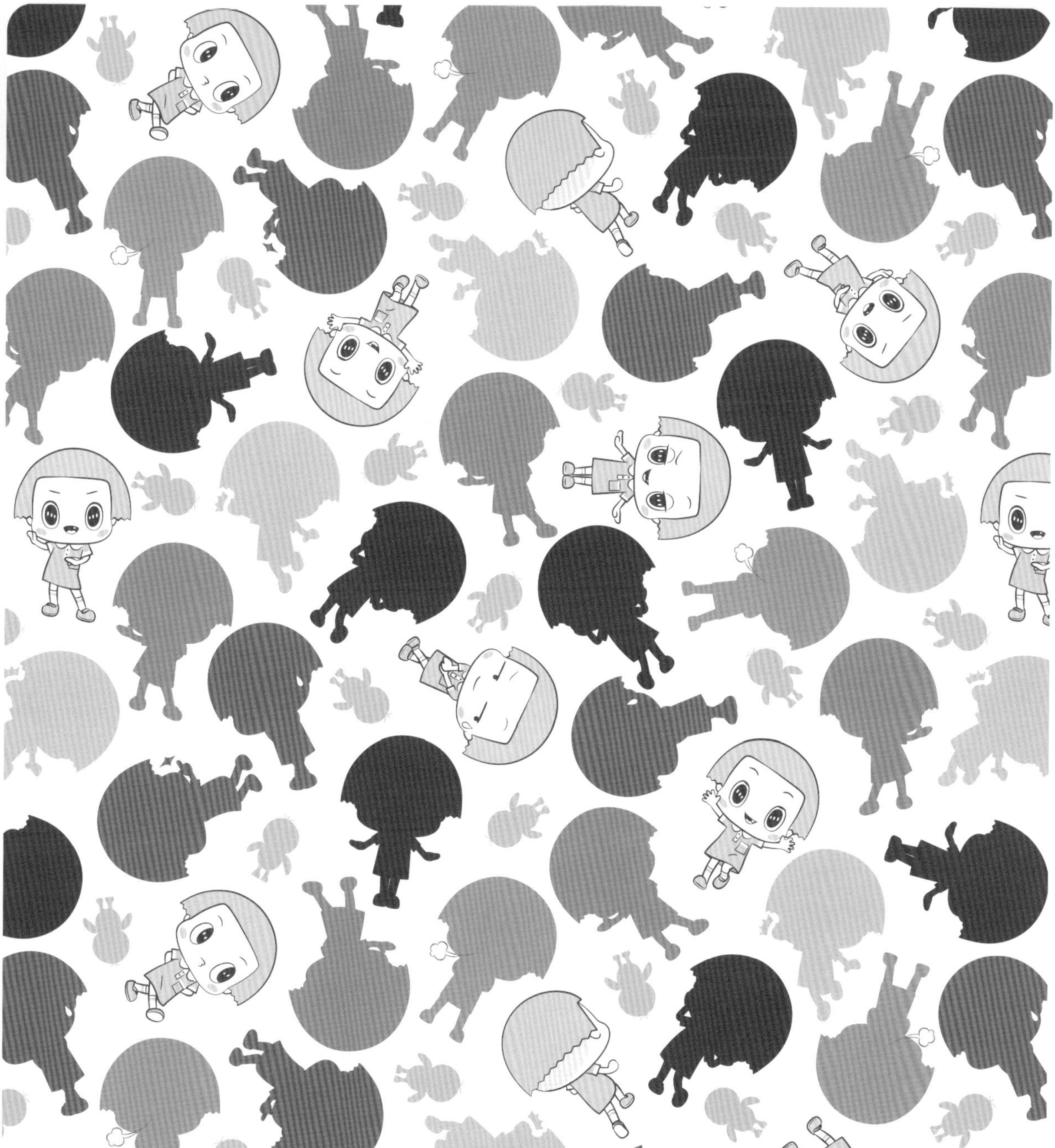

シルエットのまちがい

難易度★★★

5コ

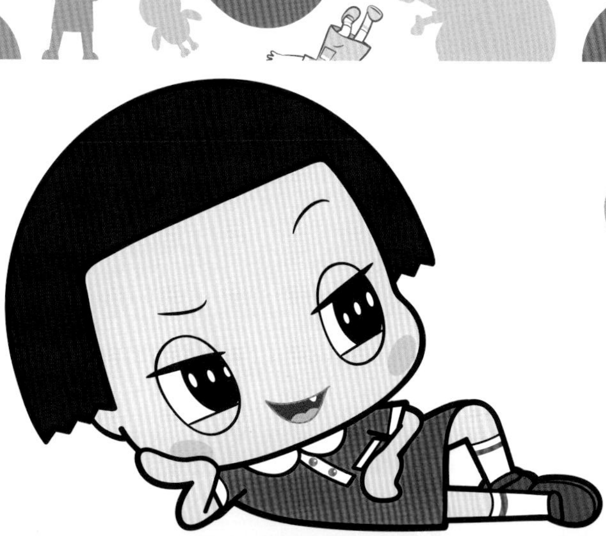

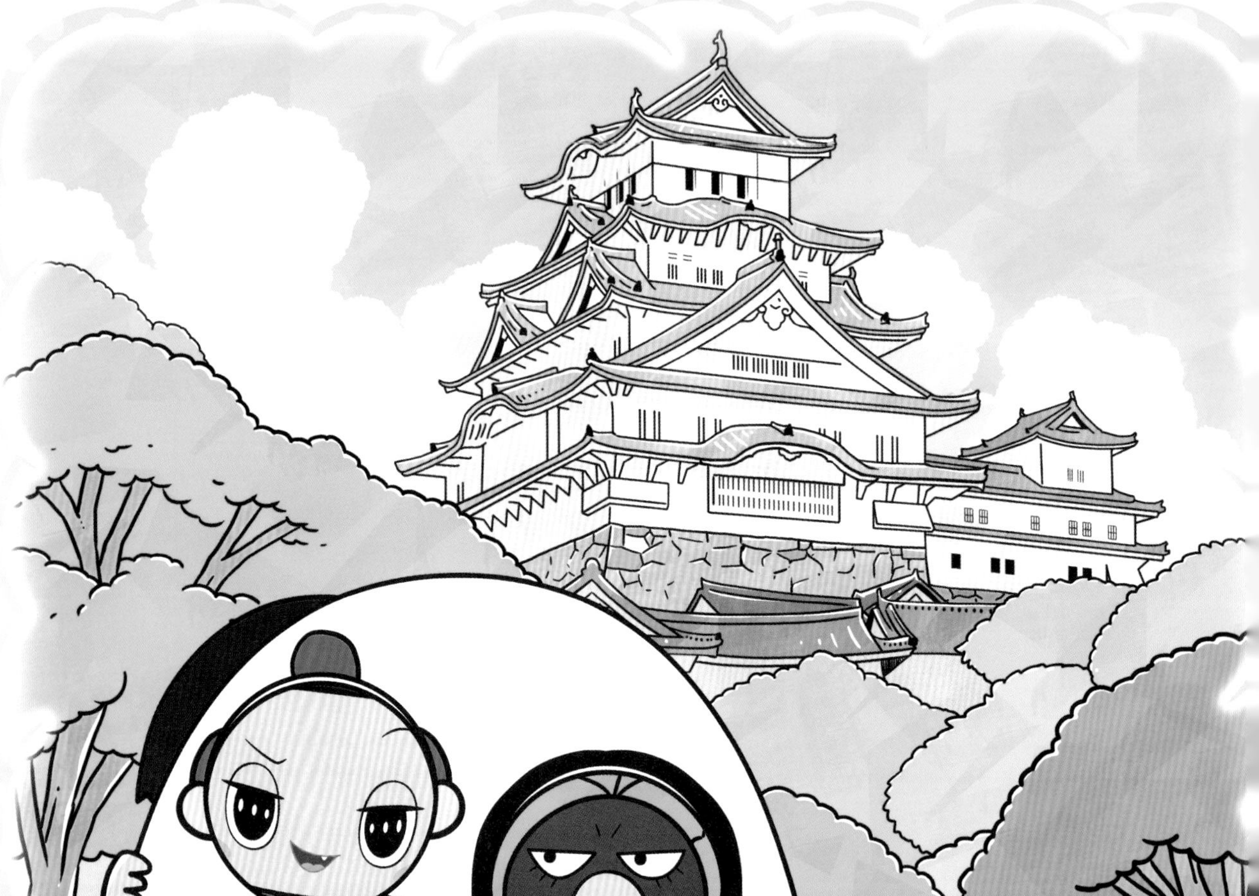

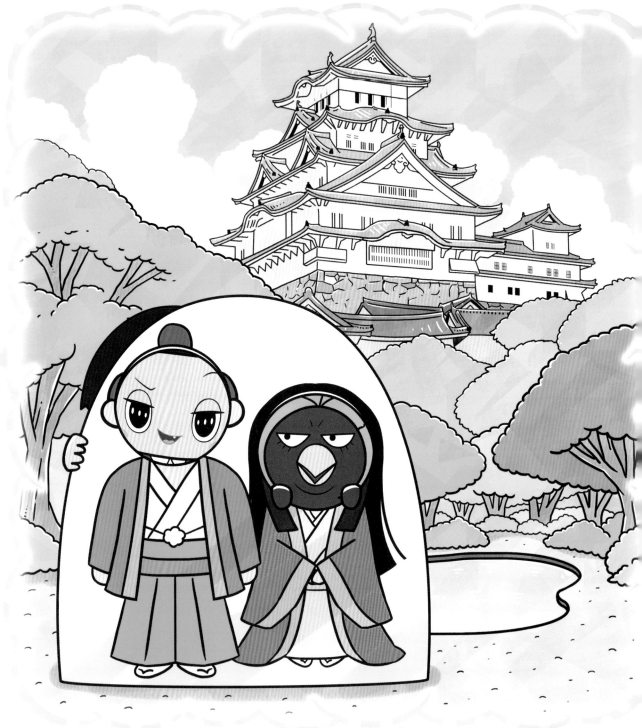

問題17

お城のまちがいさがし

有名なお城をバックに写真を撮ることにしたふたり。
チコちゃんはたくらみ顔をしているようだけれど、
なんと言っていたのかな?

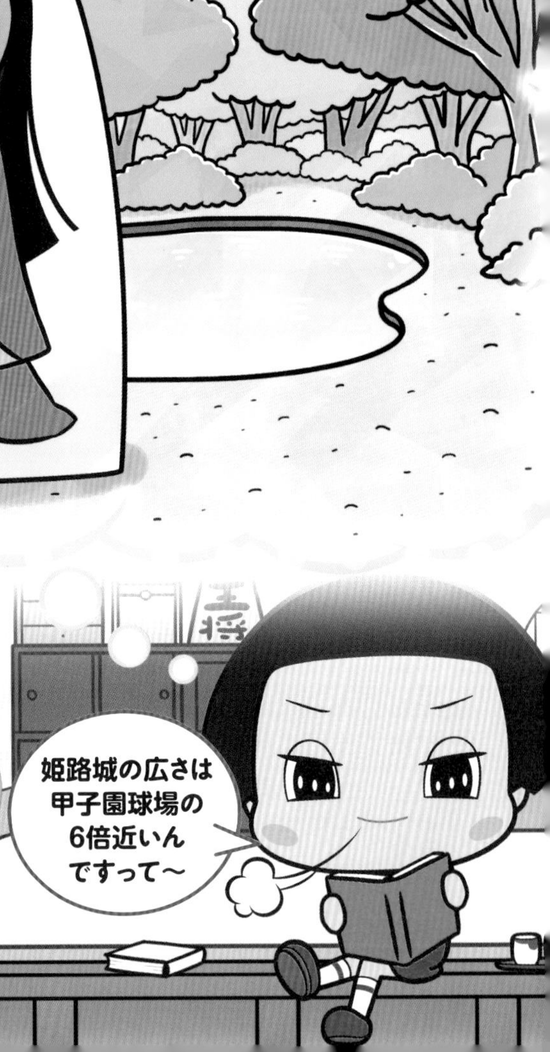
姫路城の広さは
甲子園球場の
6倍近いん
ですって〜

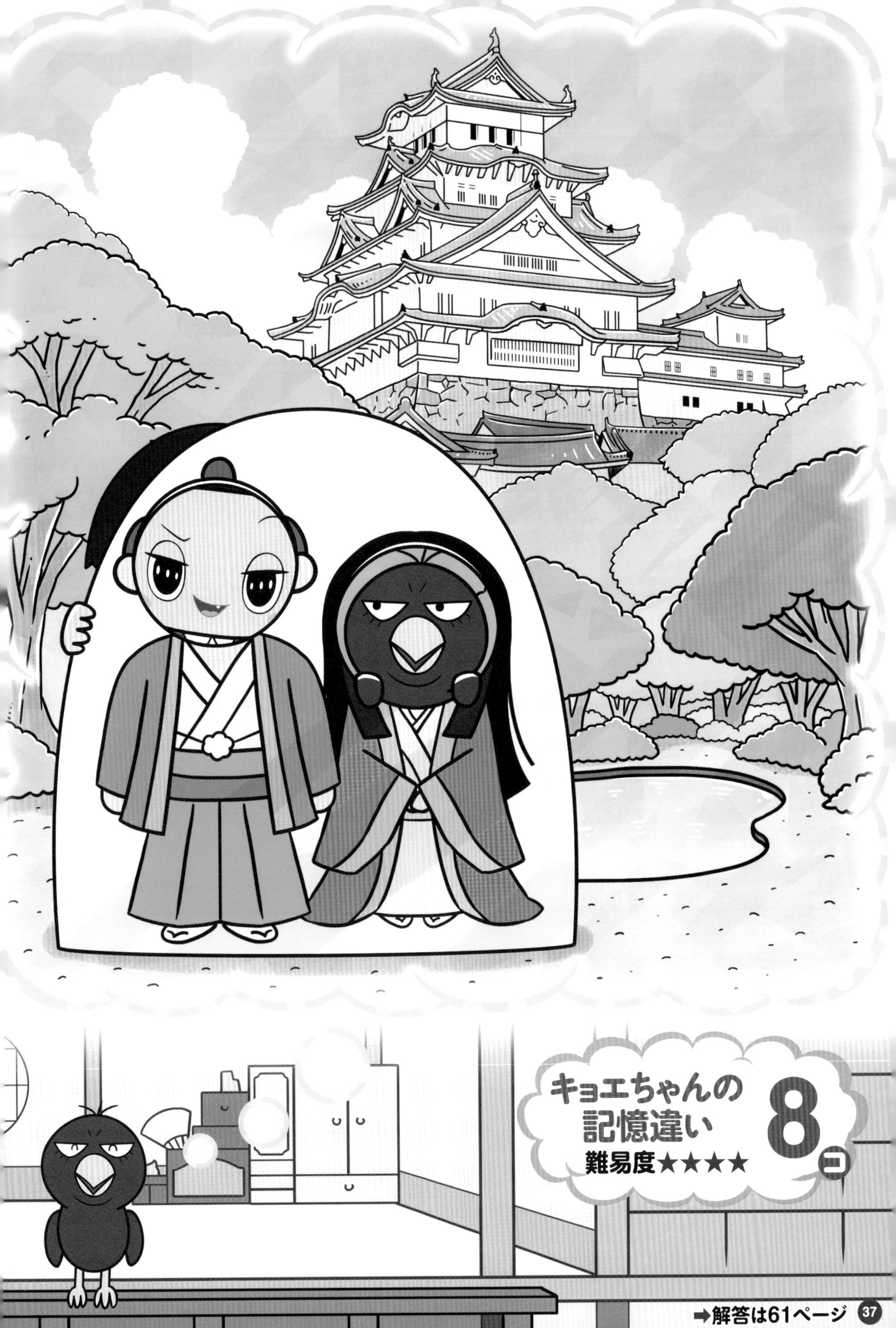

➡解答は61ページ

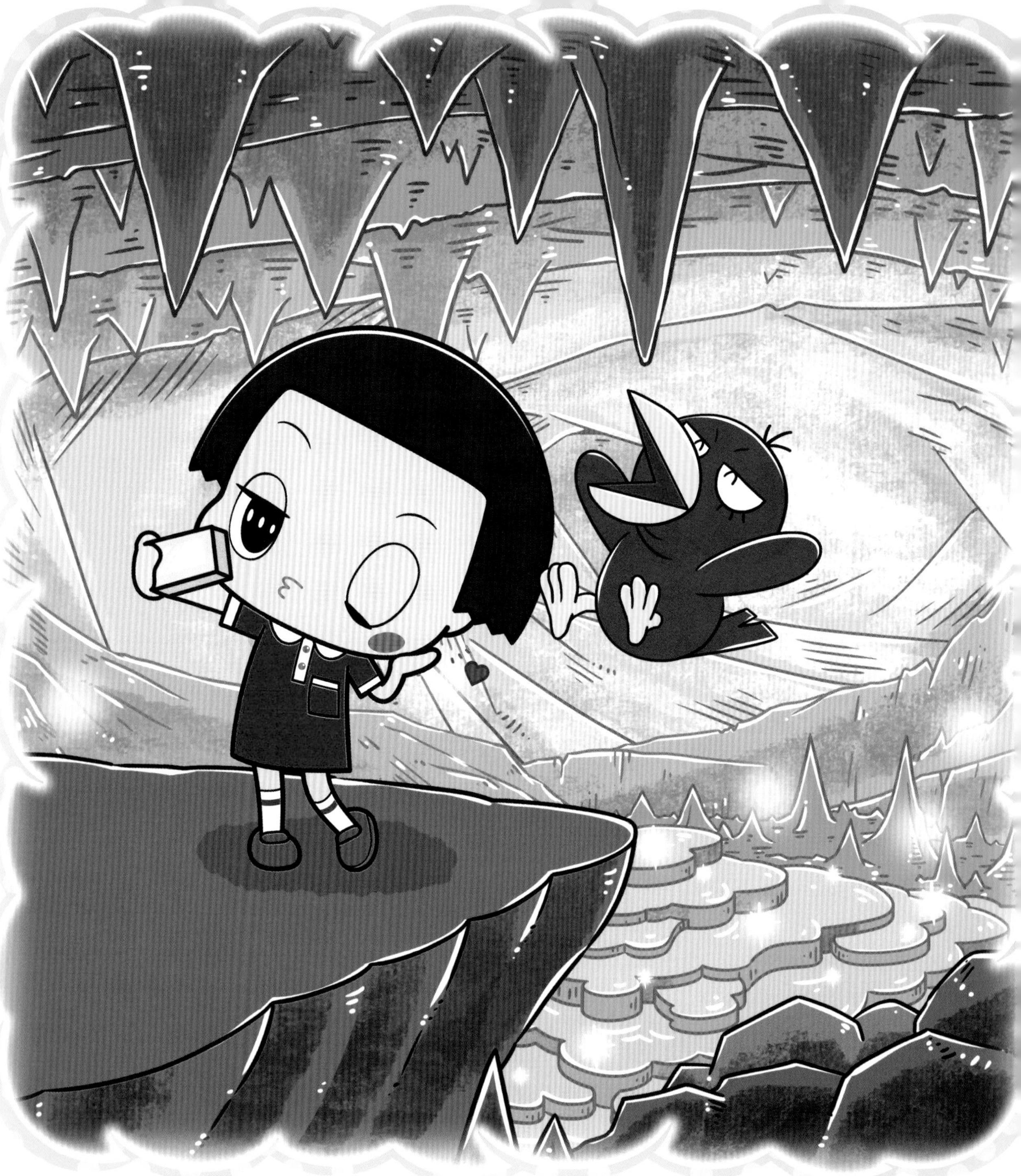

問題18
鍾乳洞のまちがいさがし

鍾乳洞の中はライトアップされていてとてもきれい。
不思議な形をした鍾乳石にも、
まちがいがあるのでさがしてみましょう。

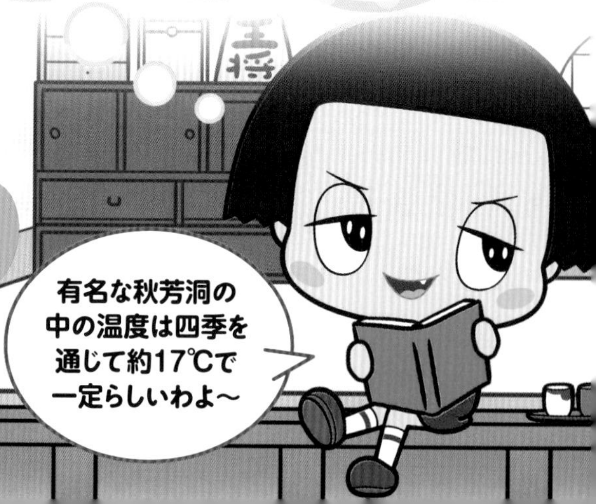
有名な秋芳洞の中の温度は四季を通じて約17℃で一定らしいわよ〜

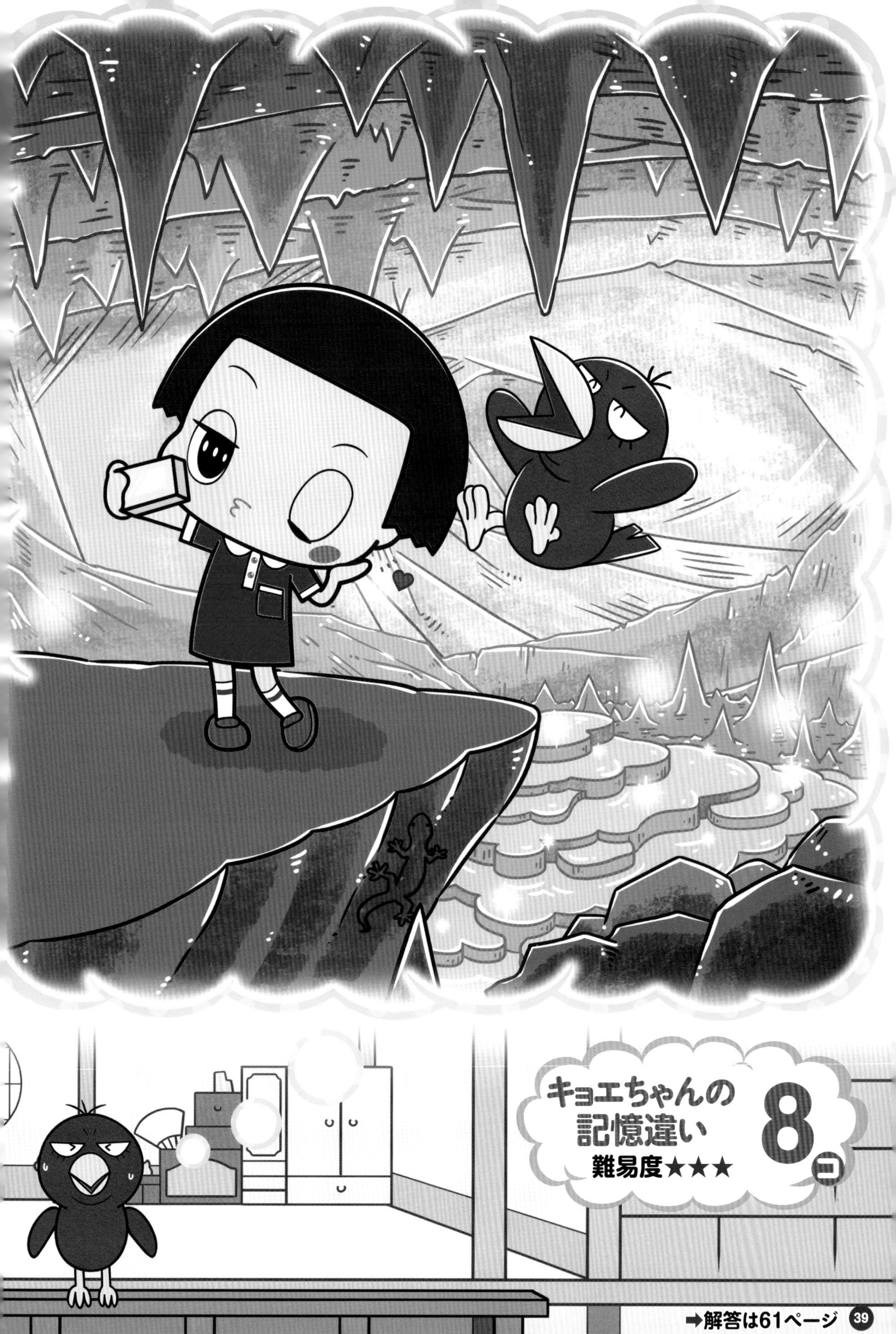

➡解答は61ページ

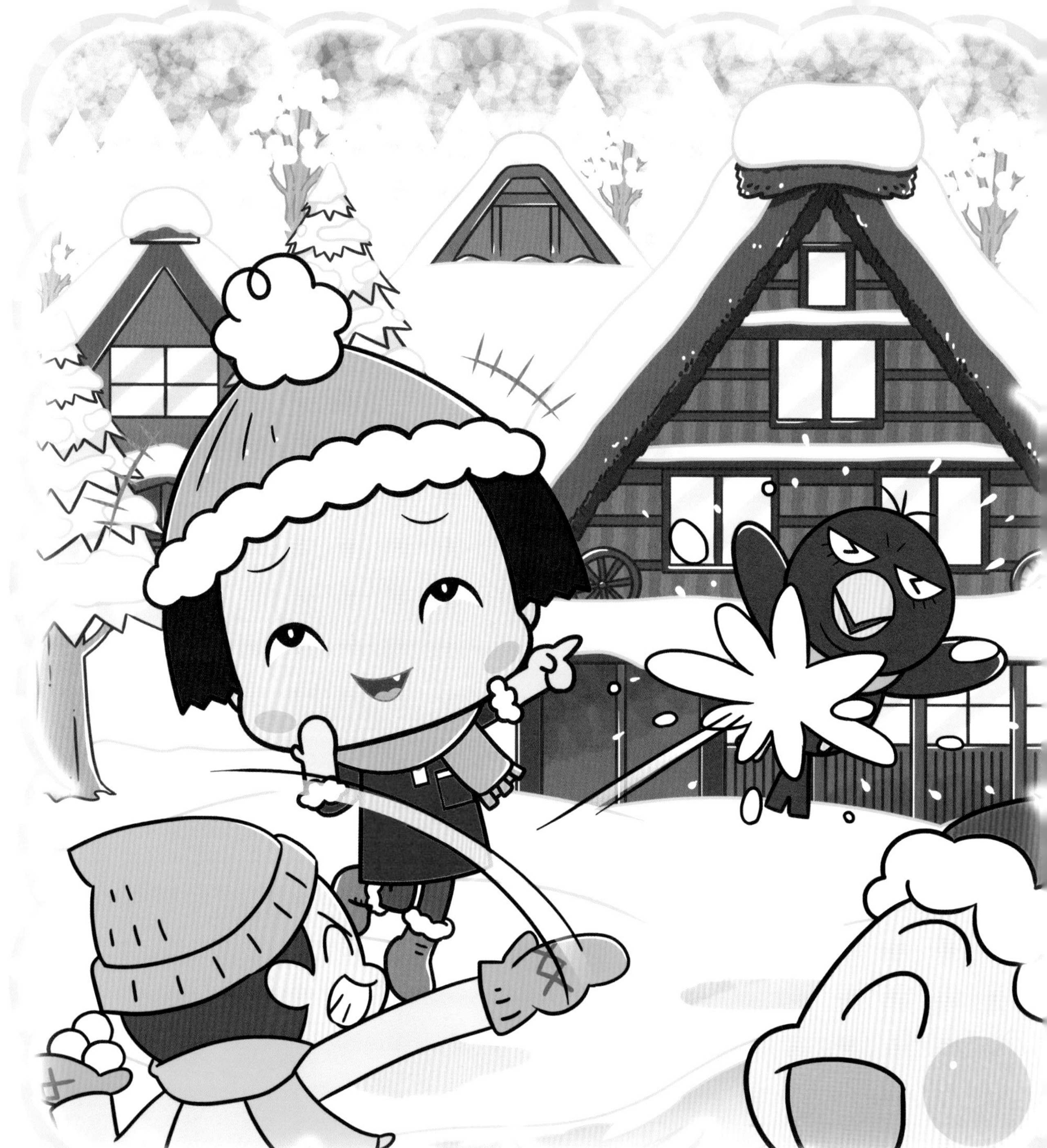

問題19

雪合戦のまちがいさがし

あたり一面の銀世界に大興奮のふたり。
川の水も凍ってキラキラときれいだね。
ふたりとも風邪はひかなかった？

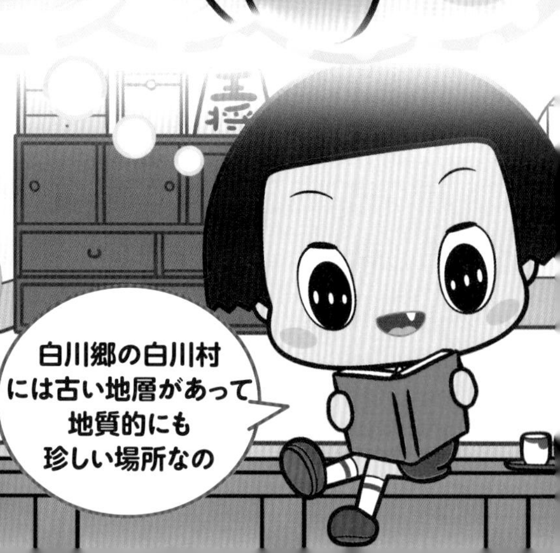
白川郷の白川村には古い地層があって地質的にも珍しい場所なの

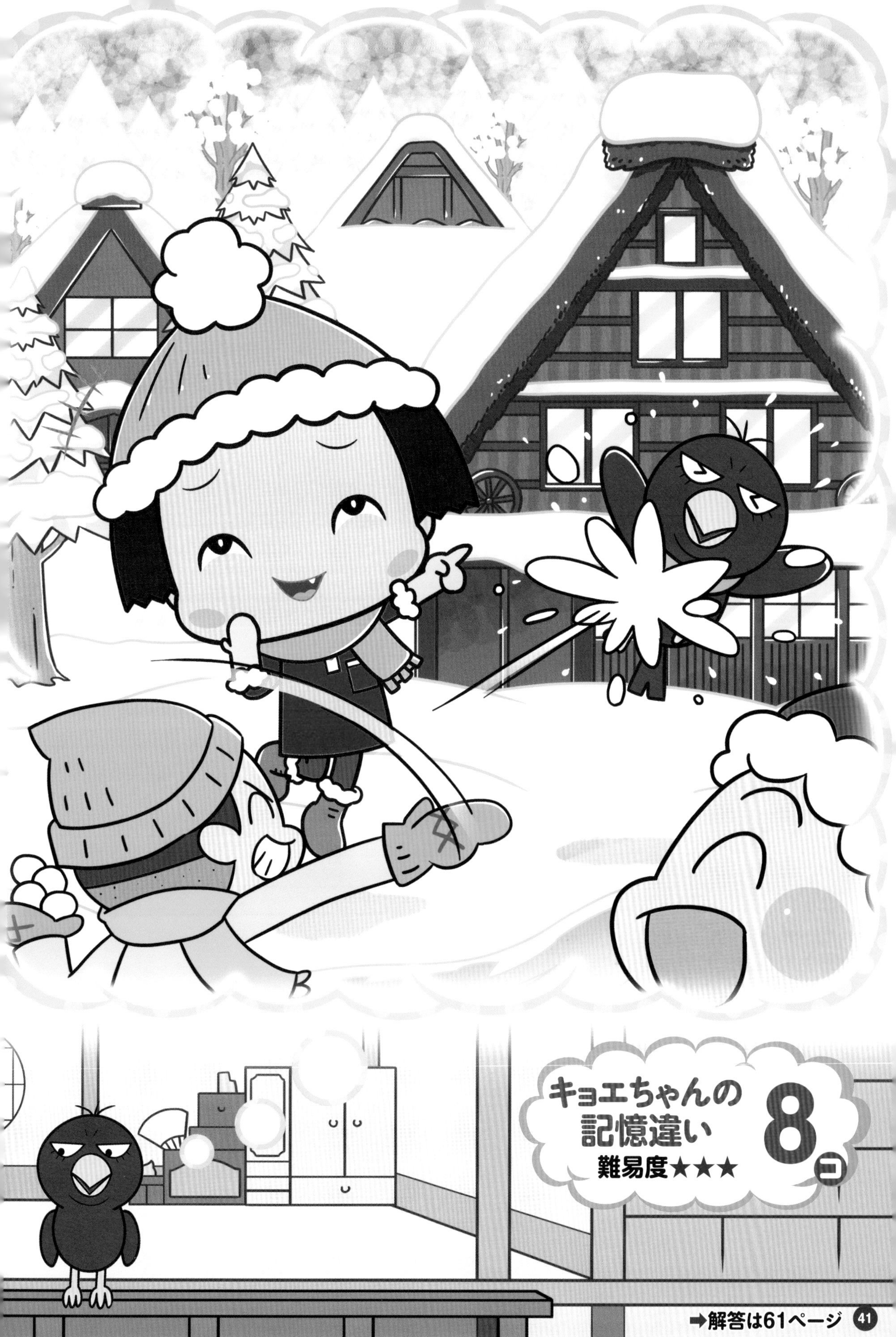

➡解答は61ページ

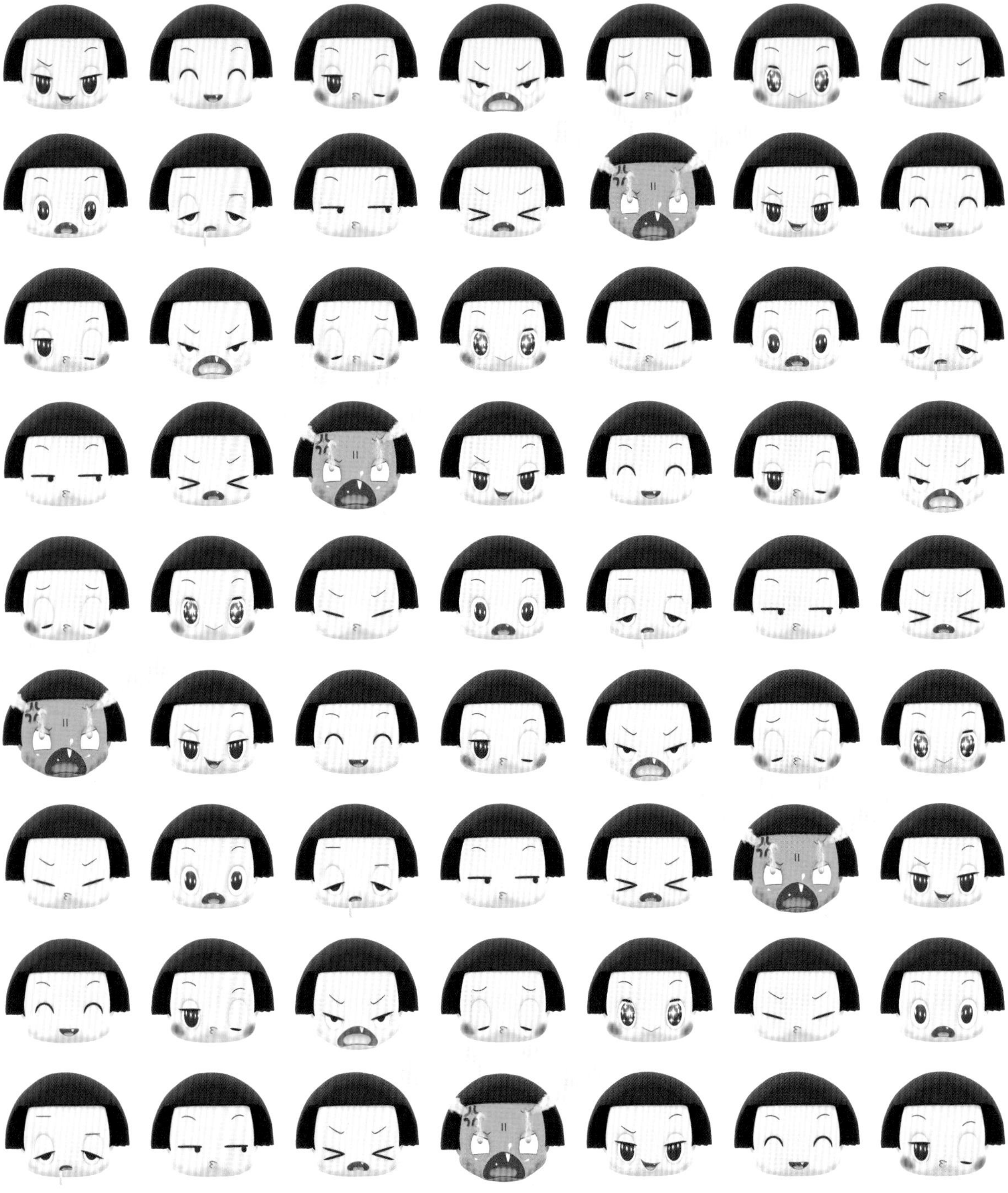

問題20

法則くずれのまちがいさがし

チコちゃんの顔が一定の法則に従って並んでいます。
右ページも同じ並び方に見えますが、
まちがいが5コ入っているので
さがしてみましょう。

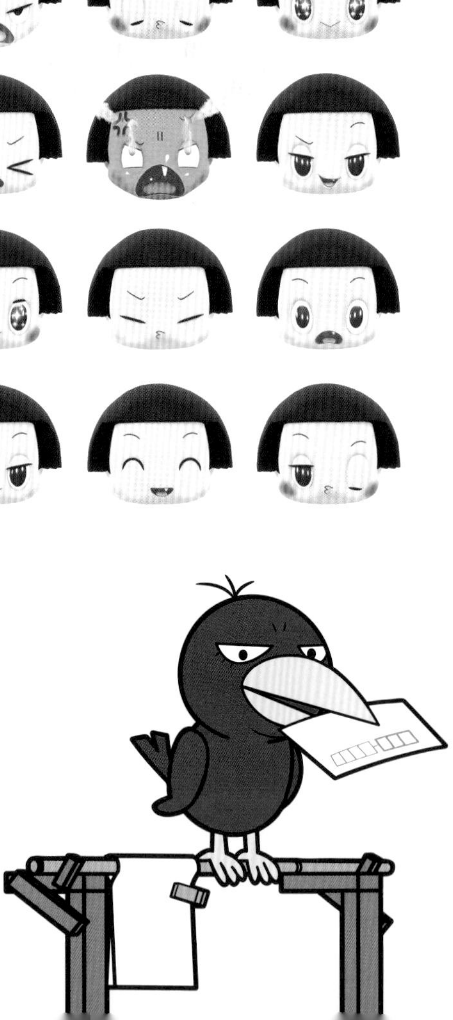

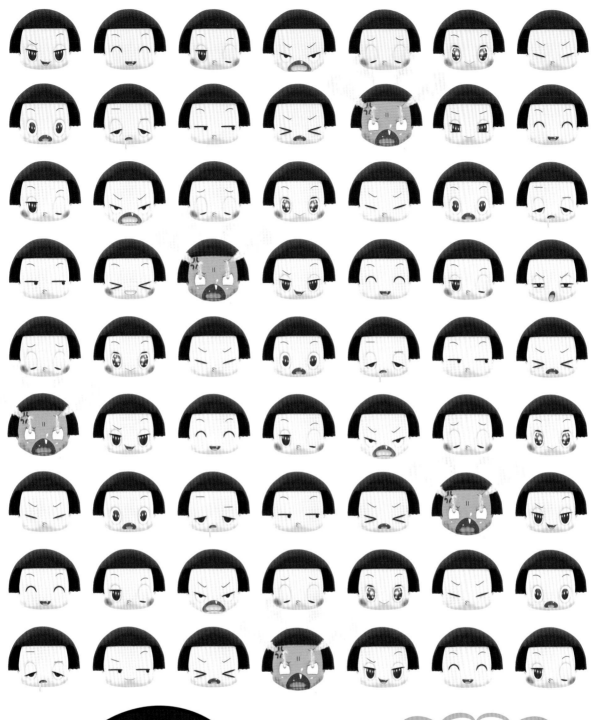

法則くずれのまちがい

難易度★★★

5コ

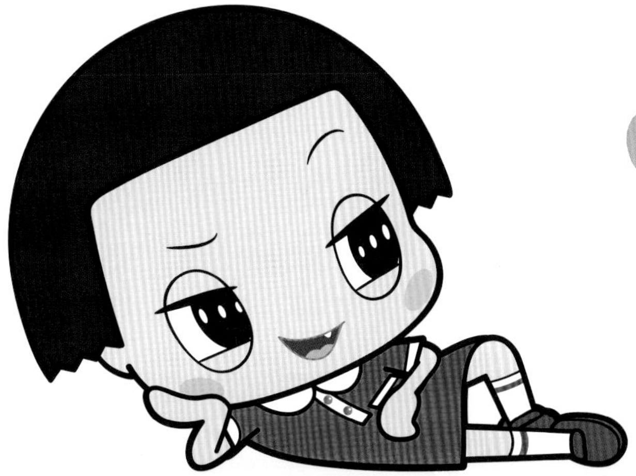

➡解答は61ページ

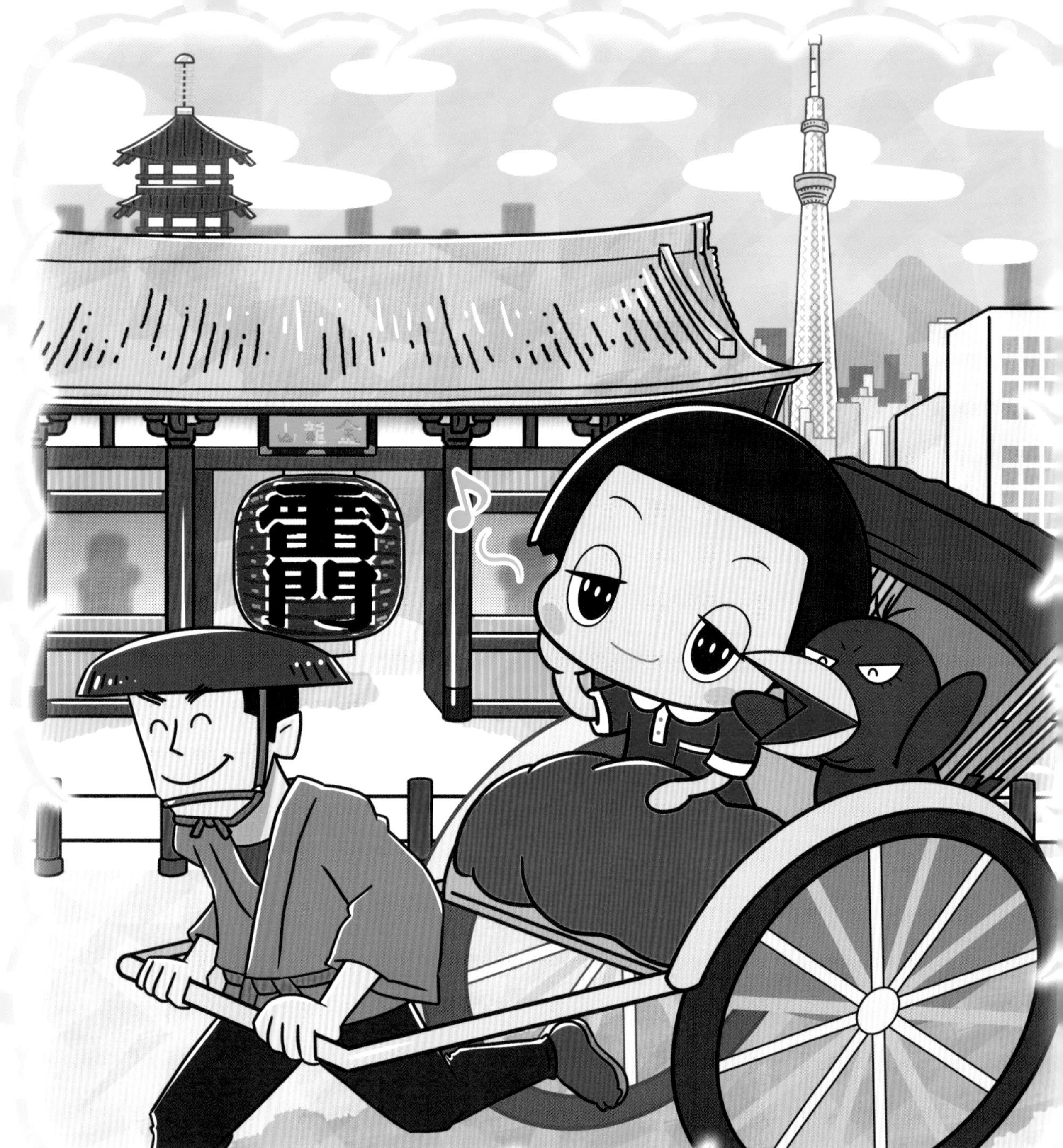
雷門

問題21
東京観光のまちがいさがし

初めての人力車観光にうっとりのチコちゃんと、
大はしゃぎのキョエちゃん。
いつもと違う東京が味わえて
よかったね。

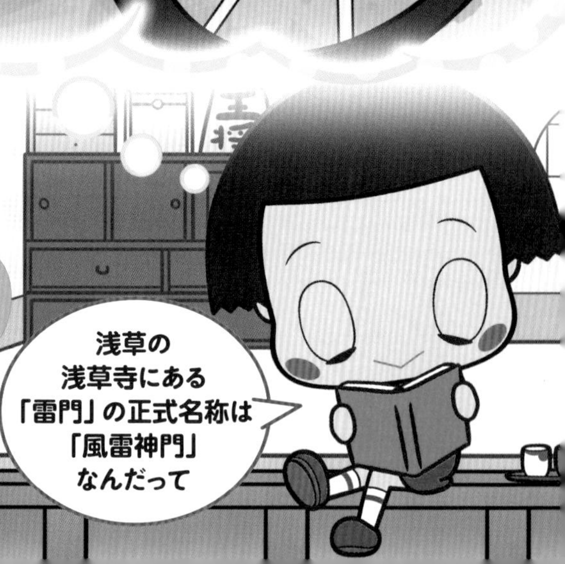
浅草の浅草寺にある「雷門」の正式名称は「風雷神門」なんだって

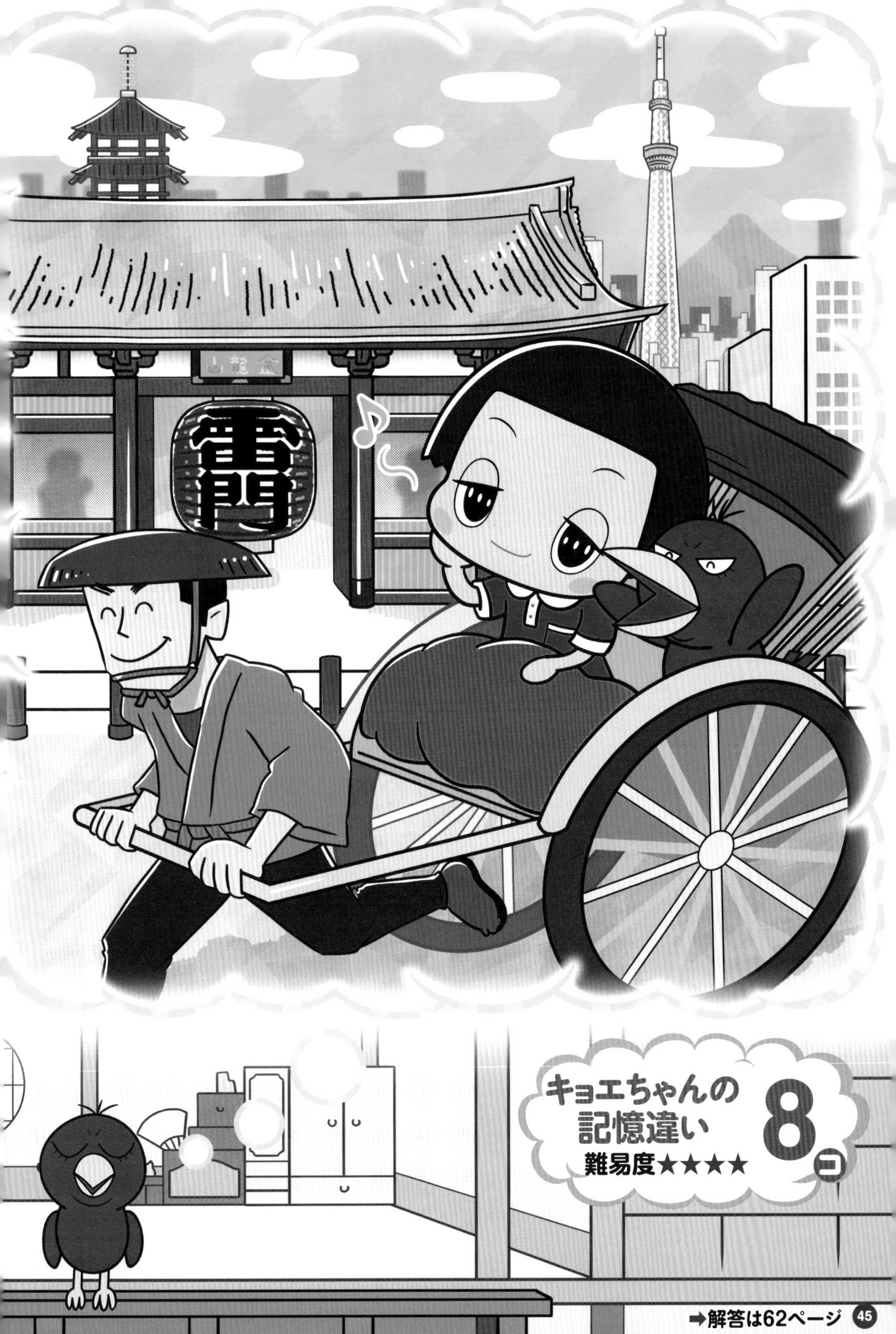

➡解答は62ページ

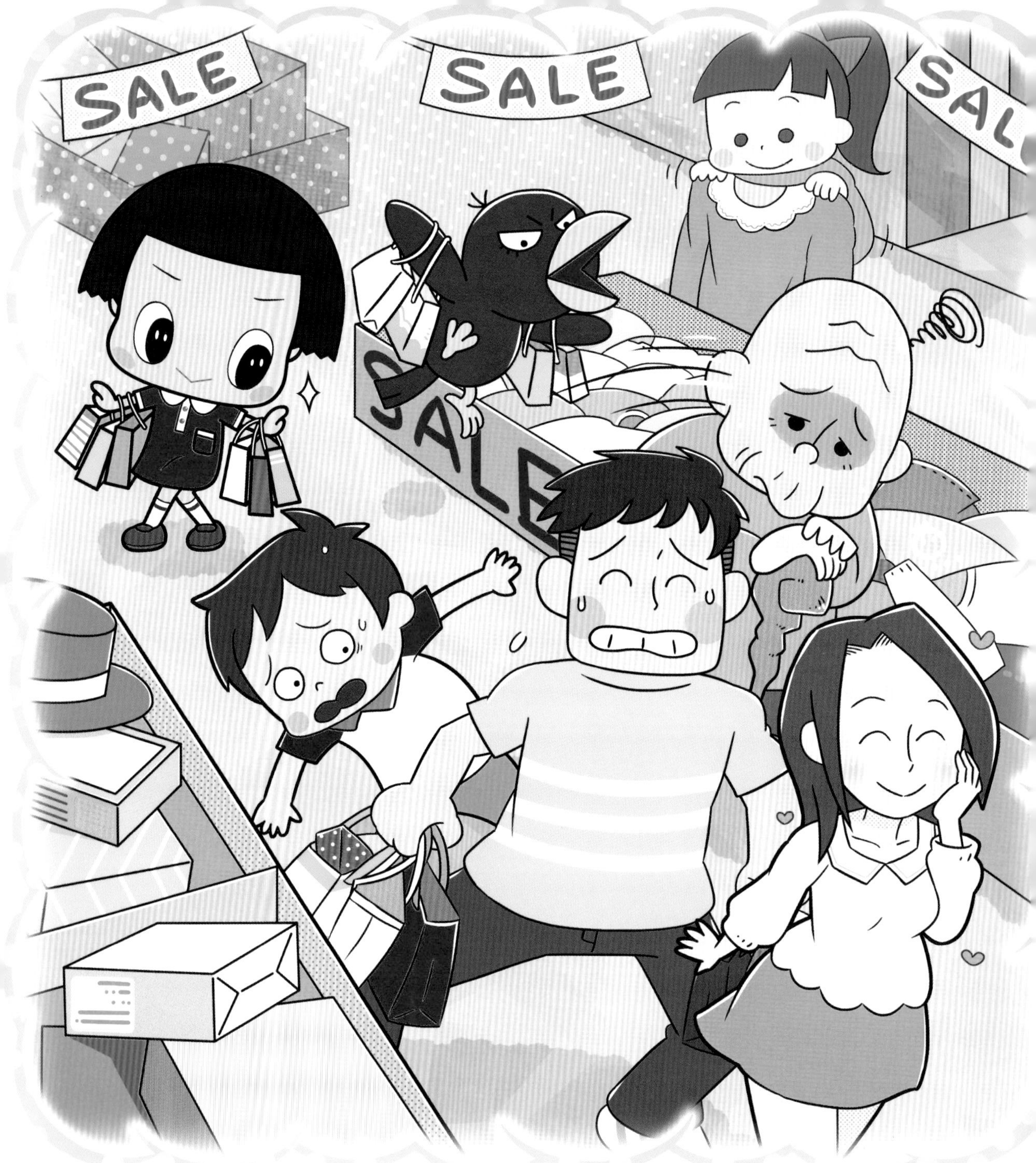
SALE
SALE
SALE

問題22

デパートのまちがいさがし

デパートのバーゲンではみんな夢中だね。
チコちゃん、キョエちゃんも
たくさん買ったみたい。
まちがいの難易度は中くらい。

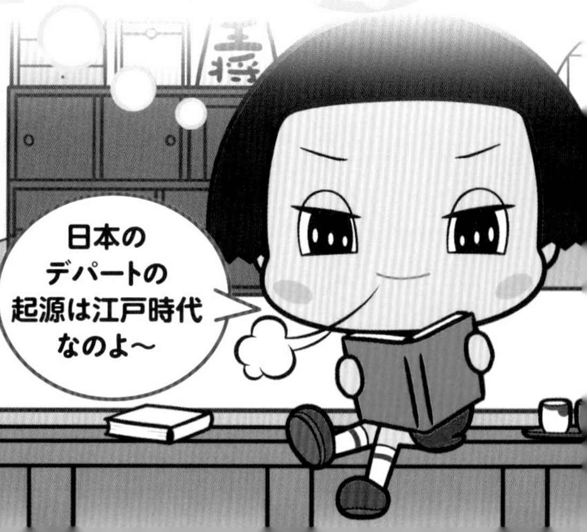
日本のデパートの起源は江戸時代なのよ～

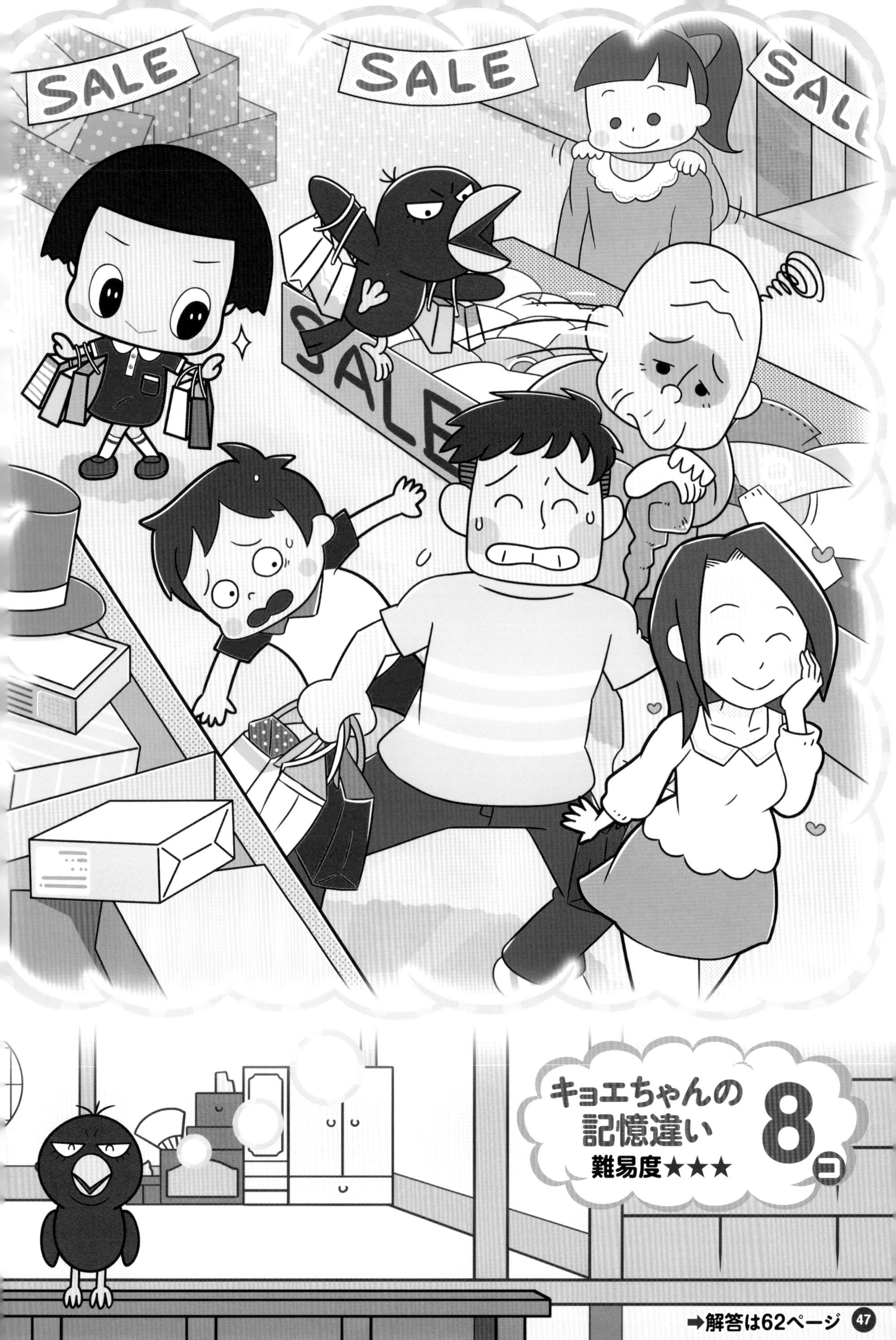

➡解答は62ページ

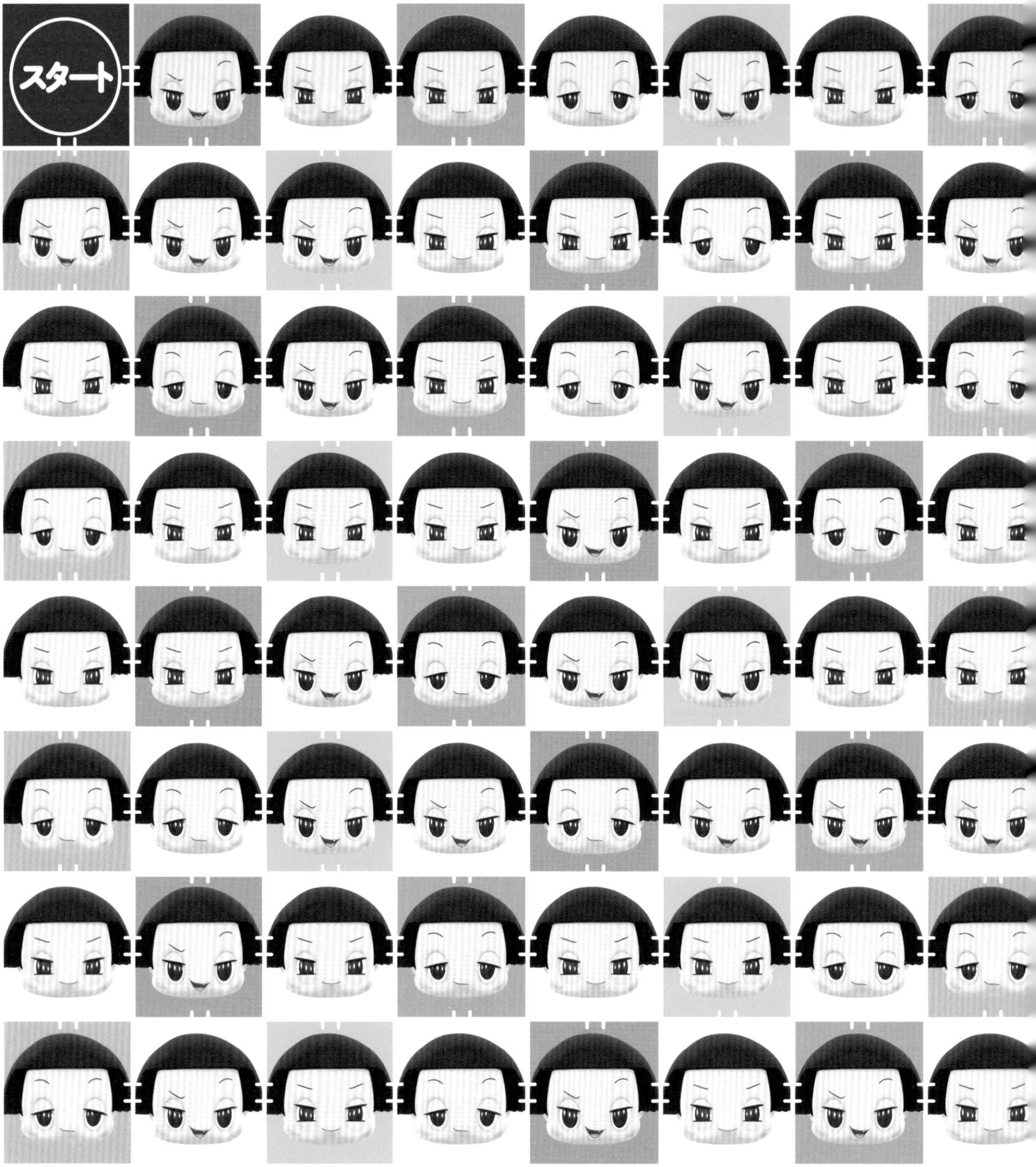

問題23

ちがいさがし迷路

チコちゃんの顔の違いを見極めて、スタートからゴールを目指す迷路です。

その際、ルールがあって、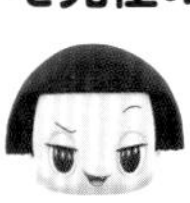➡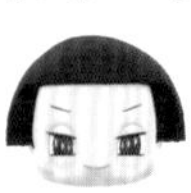➡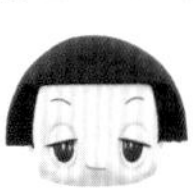の順にしか進めません。

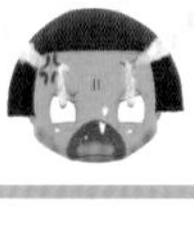は通行禁止。すでに通った顔を、もう1度通ることも禁止です。

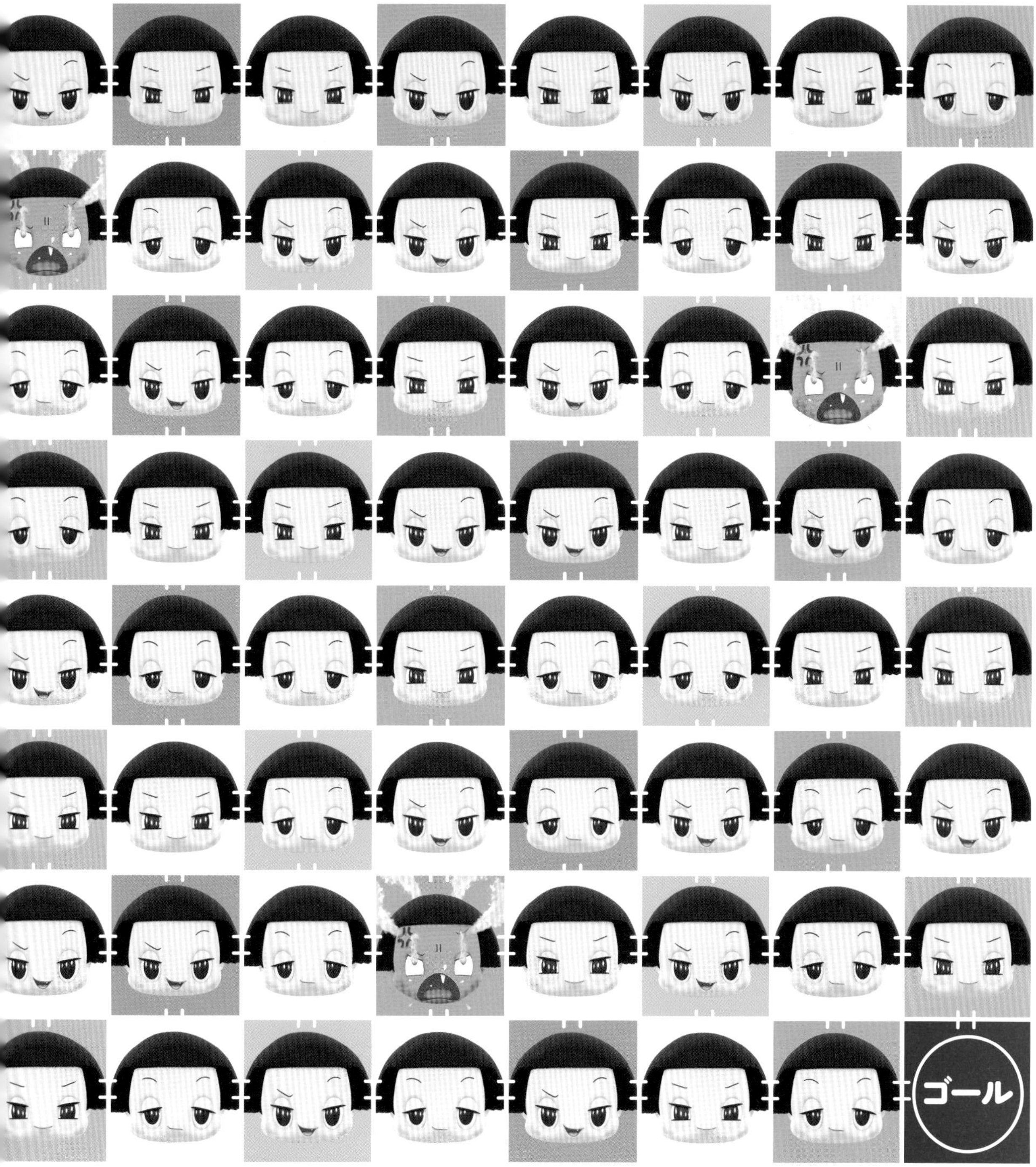

難易度★★★

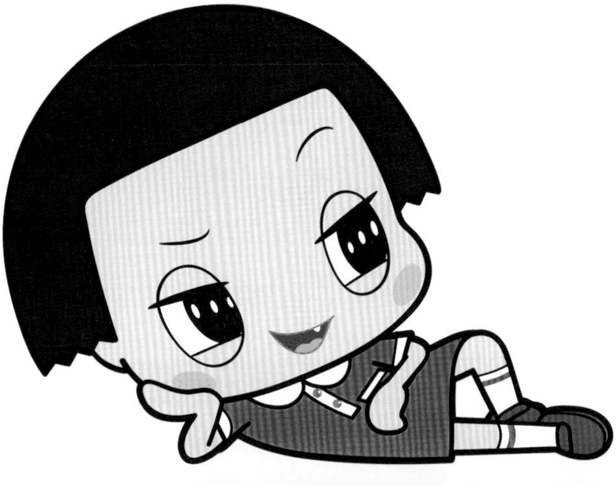

→解答は62ページ

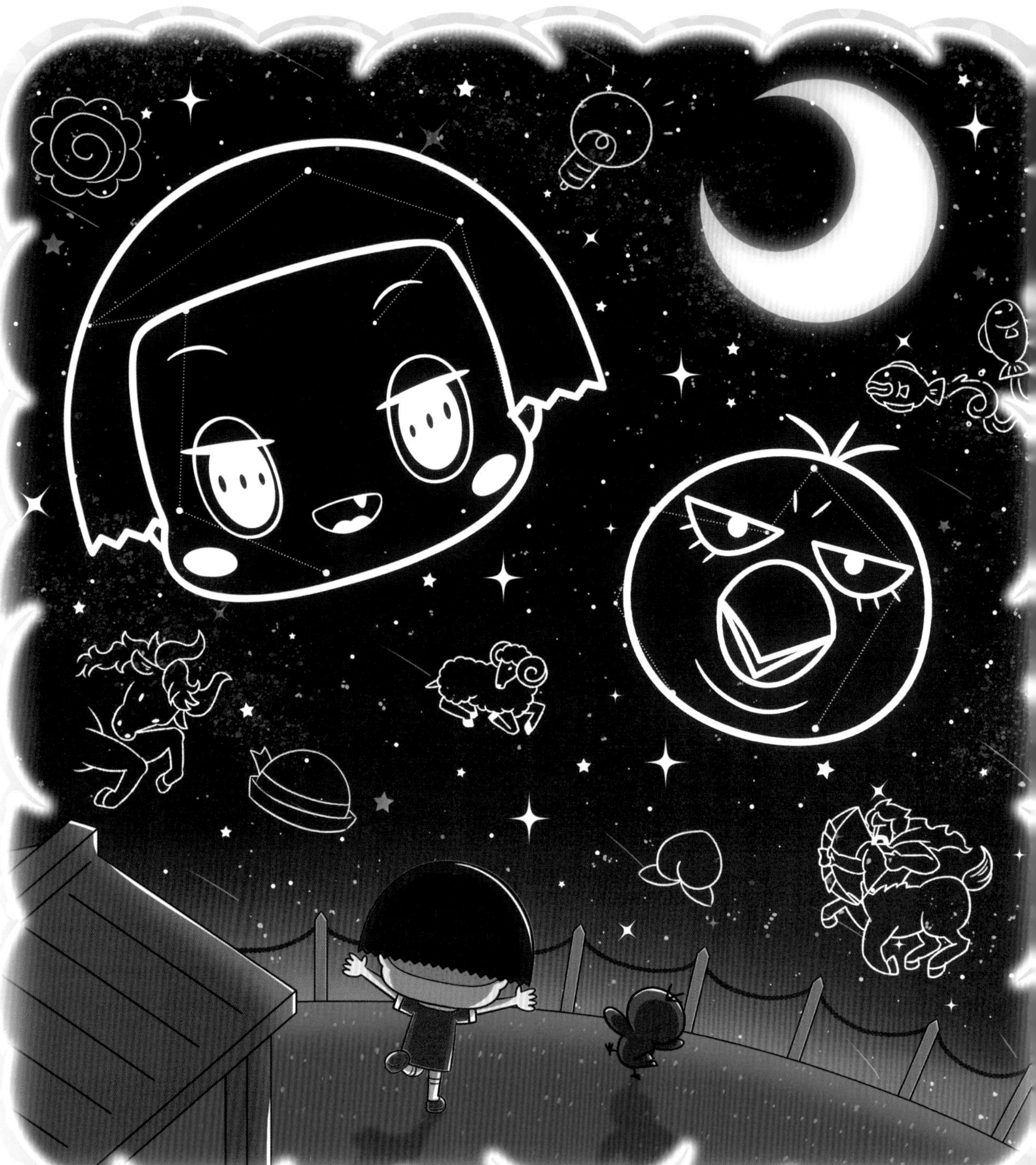

問題24

星空の まちがいさがし

夜空に浮かぶ星を見ているふたり。
あれれ?
不思議な星座がいっぱいだね。
細かいまちがいもいっぱいだ!

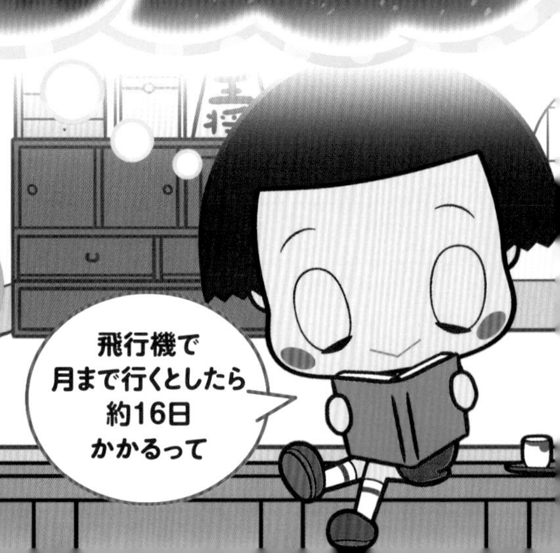
飛行機で 月まで行くとしたら 約16日 かかるって

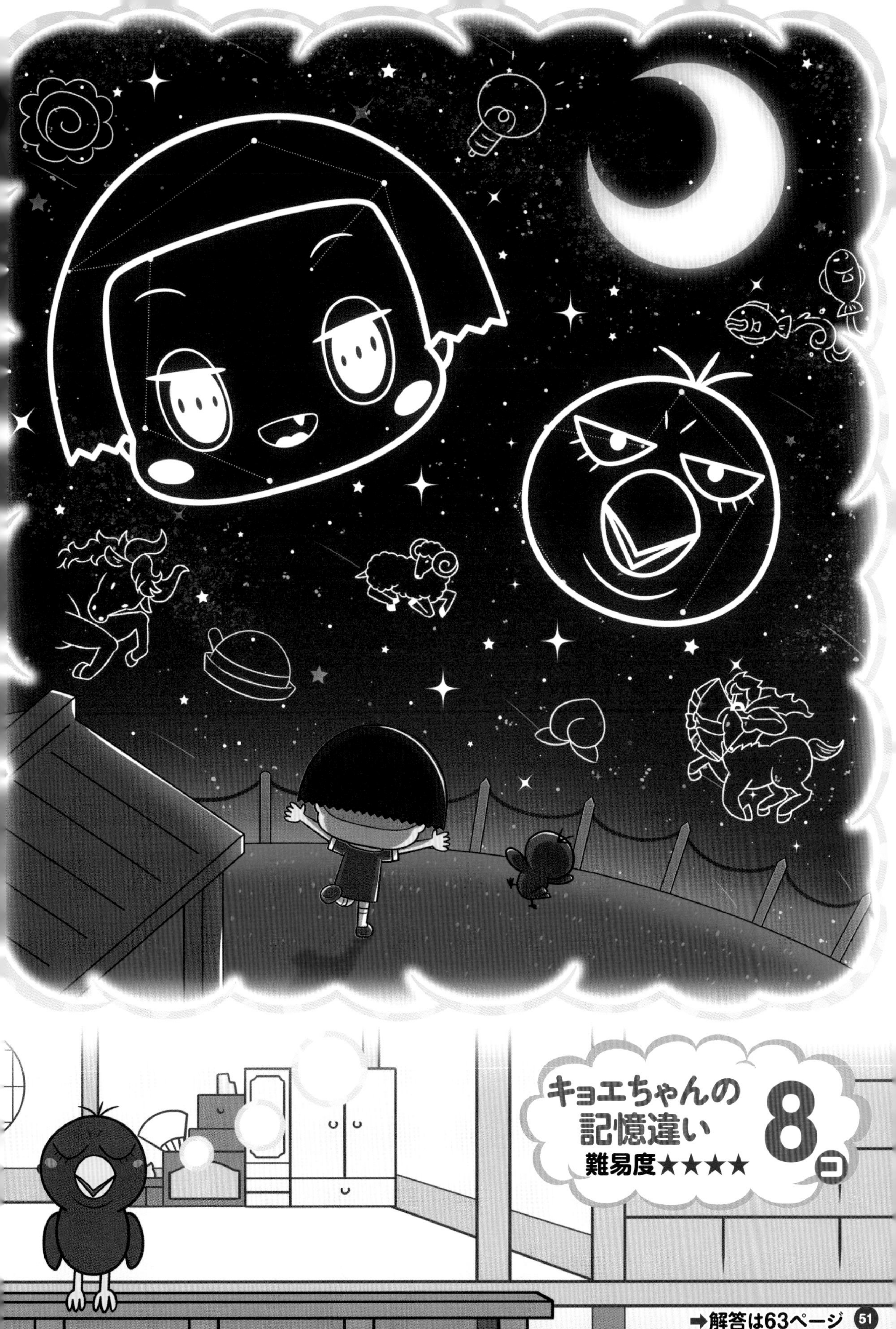

➡解答は63ページ

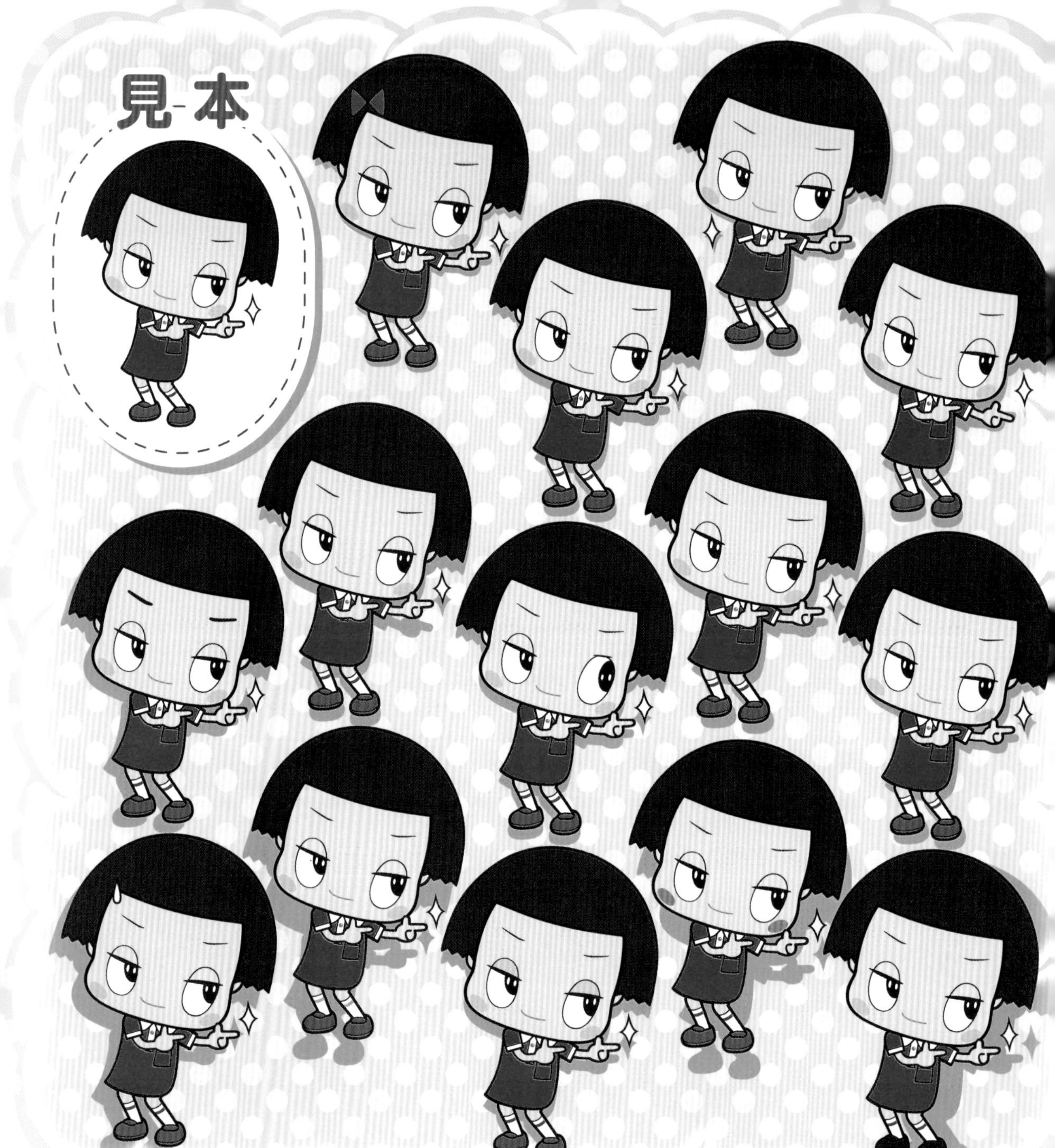

問題25

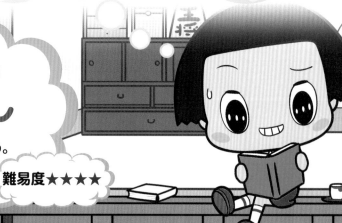

チコちゃんの同じものさがし

たくさんのチコちゃんの中から、
見本と同じチコちゃんをさがしましょう。
見本とまったく同じチコちゃんは
ひとりしかいません。

難易度★★★★

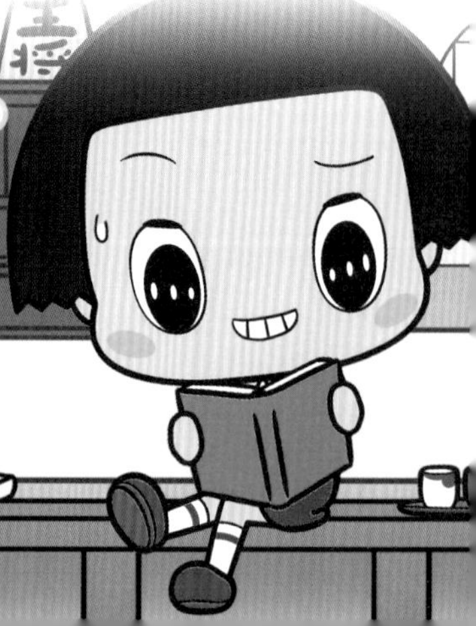

 →解答は63ページ

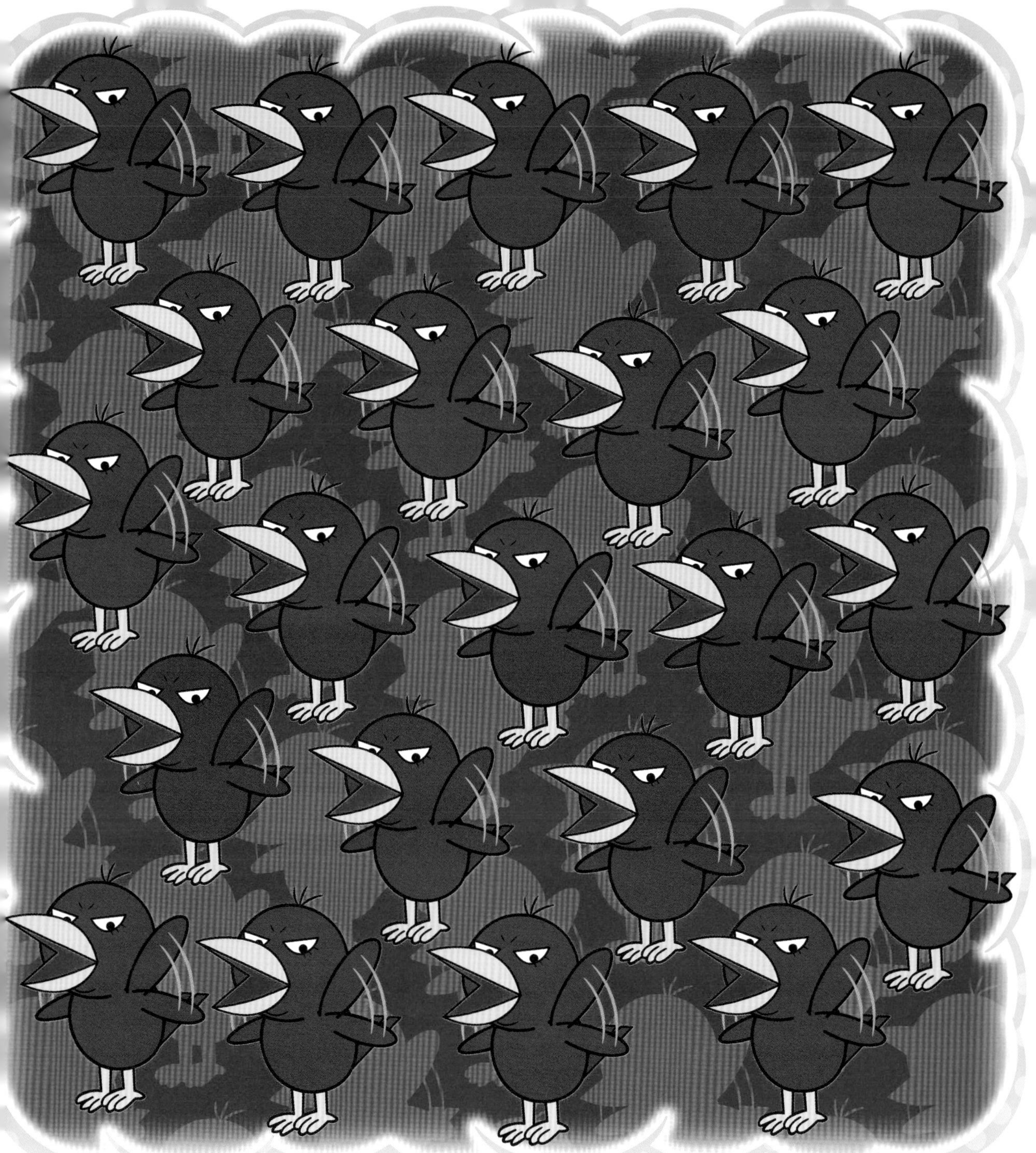

問題26

キョエちゃんのまちがいさがし

キョエちゃんがたくさんいる中に、
ほかと違うキョエちゃんが1羽だけ混じっています。
違うキョエちゃんを
さがしてみましょう。

難易度★★★

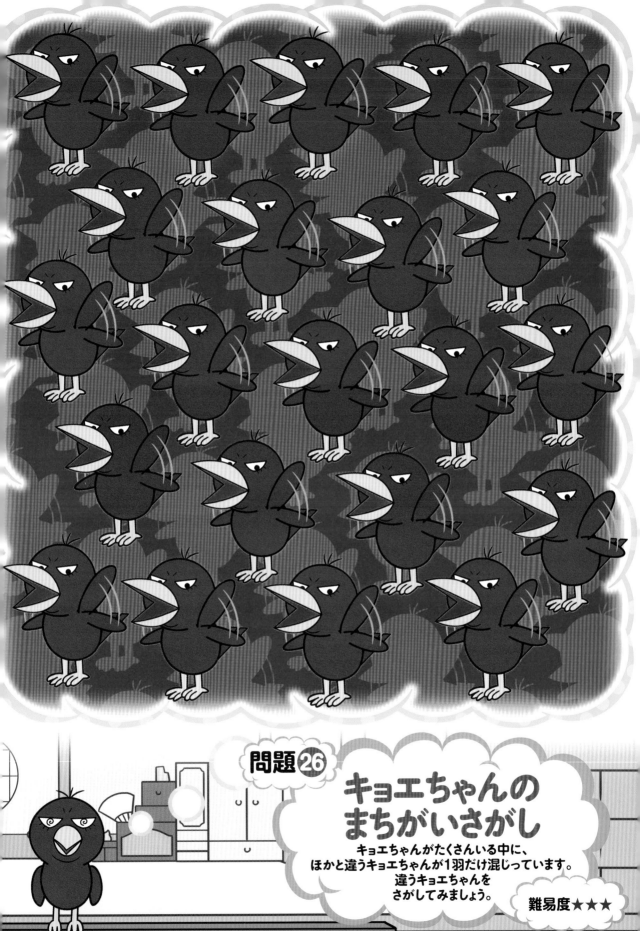

➡解答は63ページ

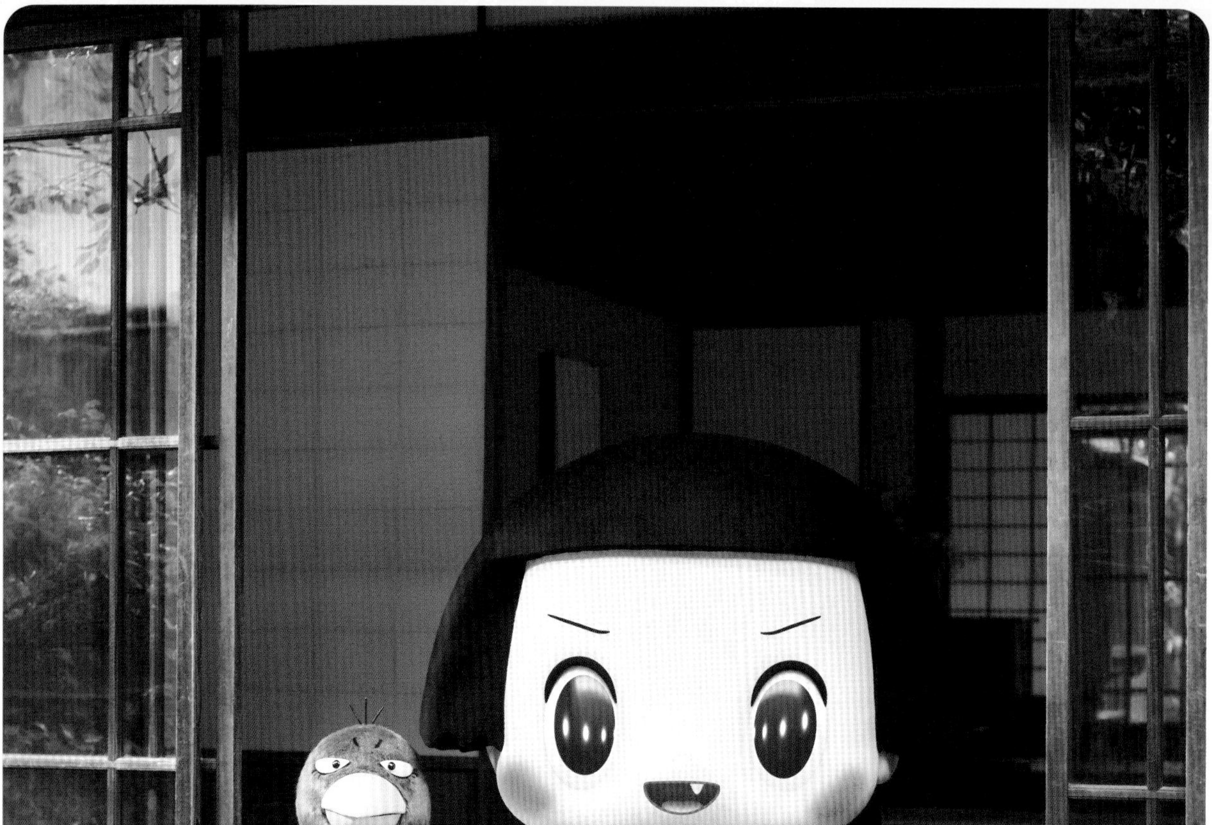

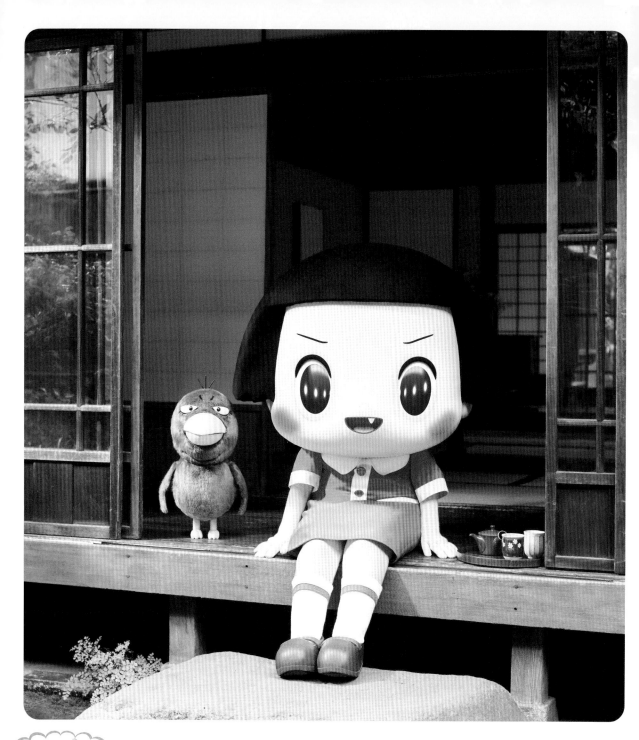

問題27

実写のまちがいさがし

縁側で日なたぼっこする
チコちゃんとキョエちゃんの写真です。
右の写真にはまちがいが
5コあるのでさがしてみましょう。

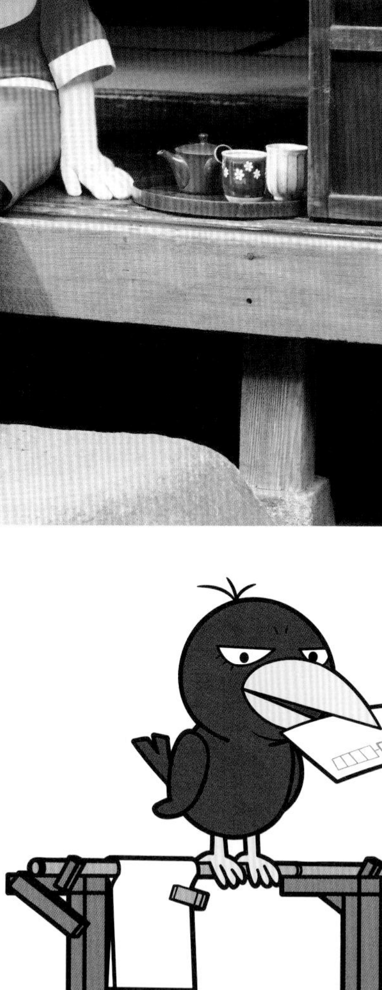

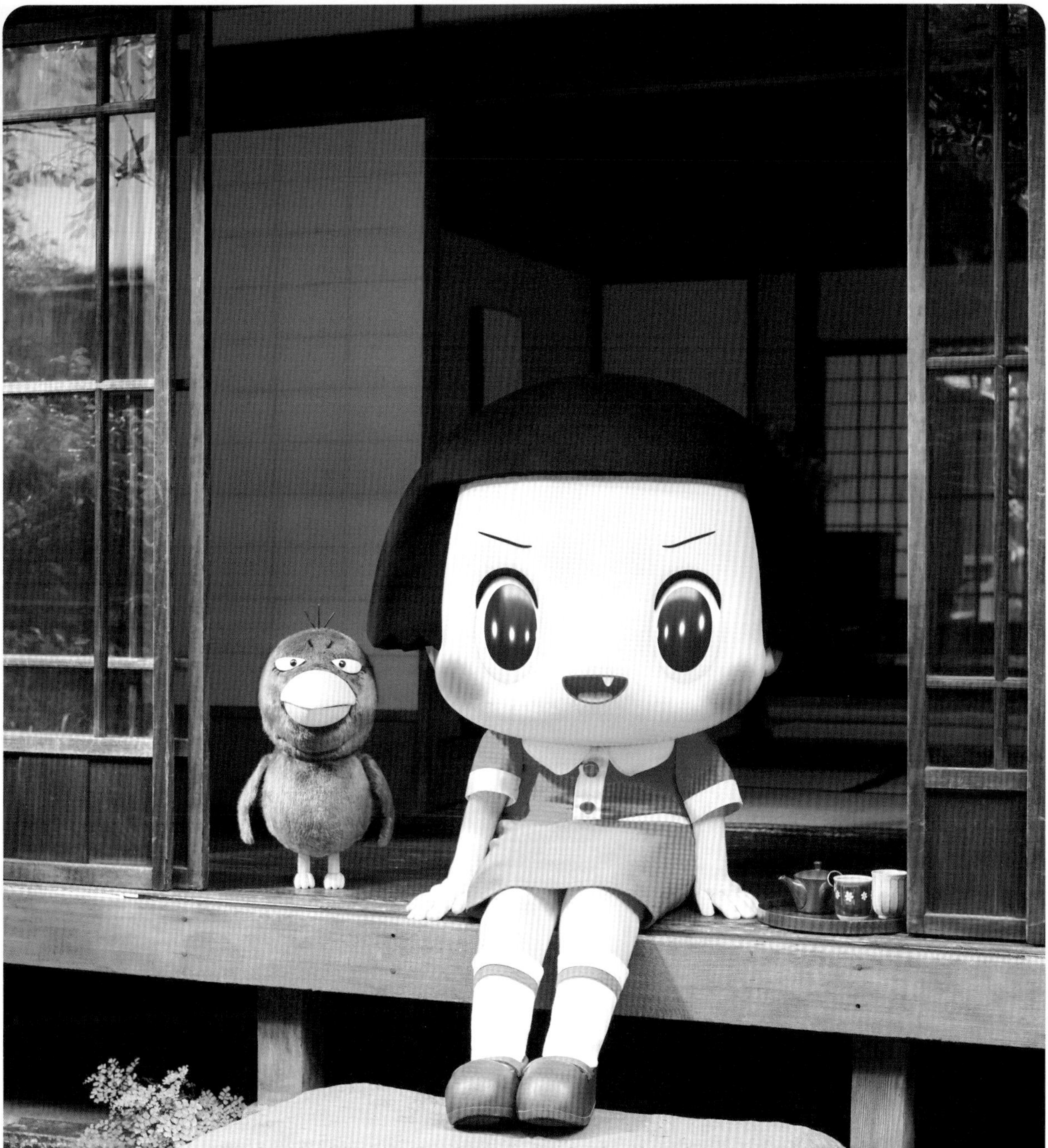

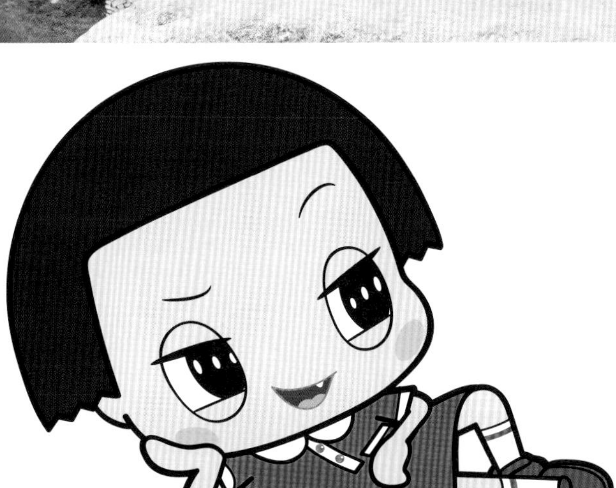

実写のまちがい

難易度★★★

5コ

➡解答は63ページ

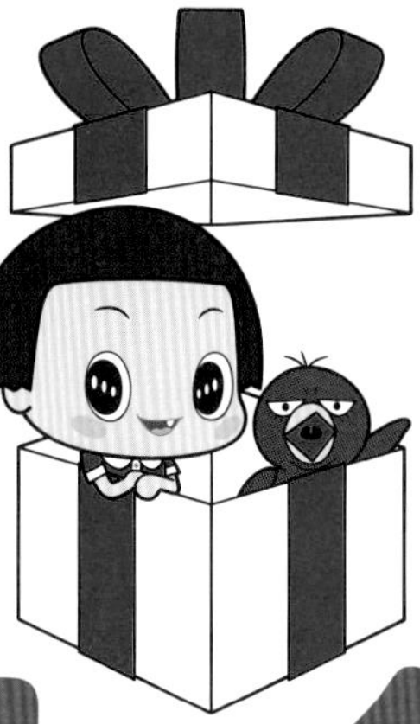

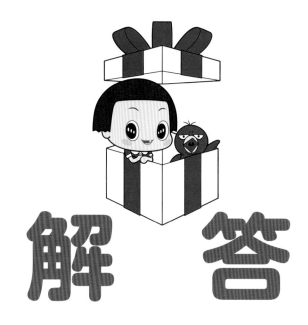

解答

まちがいさがしは以上です。
日常のひとコマや、全国各地の名所でのまちがいさがしを
お楽しみいただくことができたでしょうか。
解答のページで答えあわせしてみましょう。

【問題1】の解答

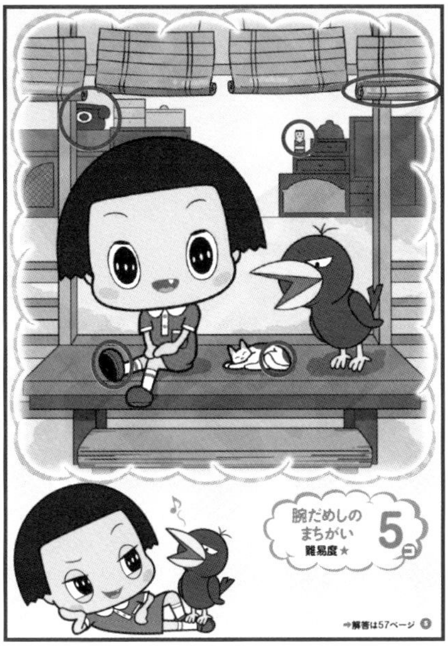
腕だめしのまちがい
5コ
難易度★
⇒解答は57ページ

腕だめしのまちがい
5コ
難易度★

【問題2】の解答

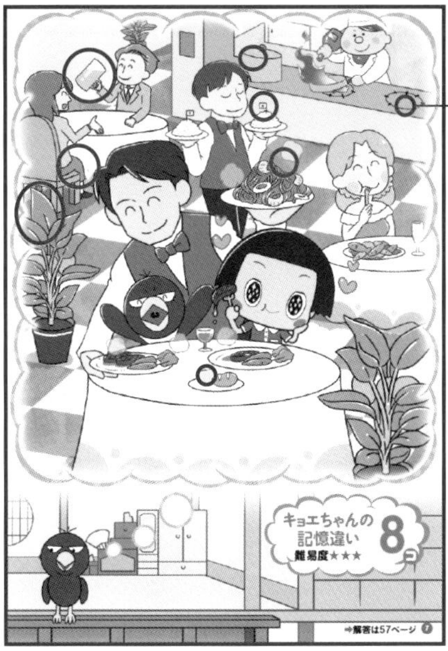
キョエちゃんの記憶違い
8コ
難易度★★★
⇒解答は57ページ

※五徳の足が1本なくなっています

キョエちゃんの記憶違い
8コ
難易度★★★

【問題3】の解答

※キョエちゃんキーホルダーの真ん中の毛がなくなっています

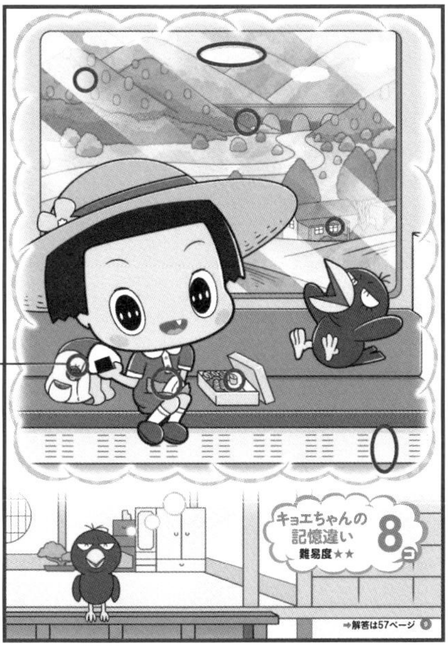
キョエちゃんの記憶違い
8コ
難易度★★
⇒解答は57ページ

キョエちゃんの記憶違い
8コ
難易度★★

【問題4】の解答

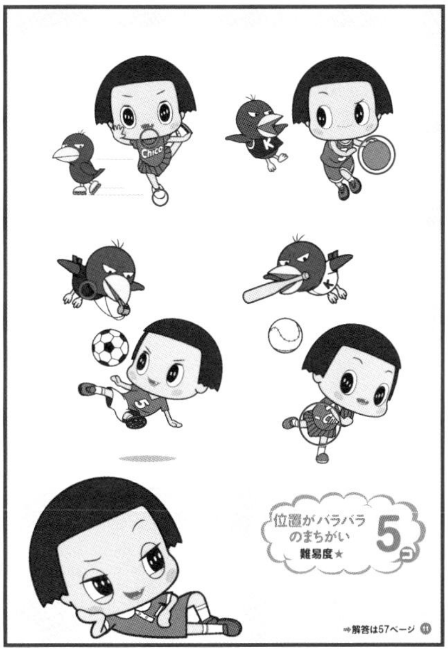
Chico
位置がバラバラのまちがい
5コ
難易度★
⇒解答は57ページ

位置がバラバラのまちがい
5コ
難易度★

【問題5】の解答

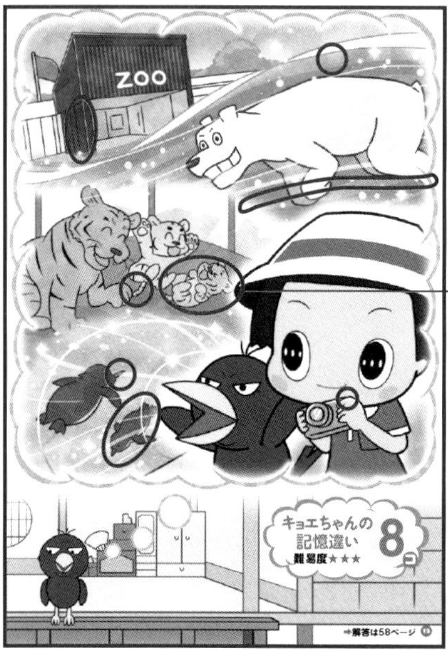
ZOO
キョエちゃんの
記憶違い
8コ
難易度★★★
⇒解答は58ページ

※トラの子の大きさが、ひとまわり小さくなっています

キョエちゃんの
記憶違い
8コ
難易度★★★

【問題6】の解答

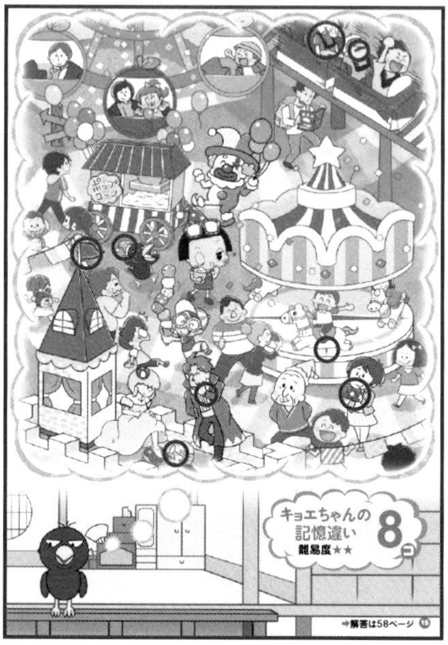
キョエちゃんの
記憶違い
8コ
難易度★★
⇒解答は58ページ

キョエちゃんの
記憶違い
8コ
難易度★★

【問題7】の解答

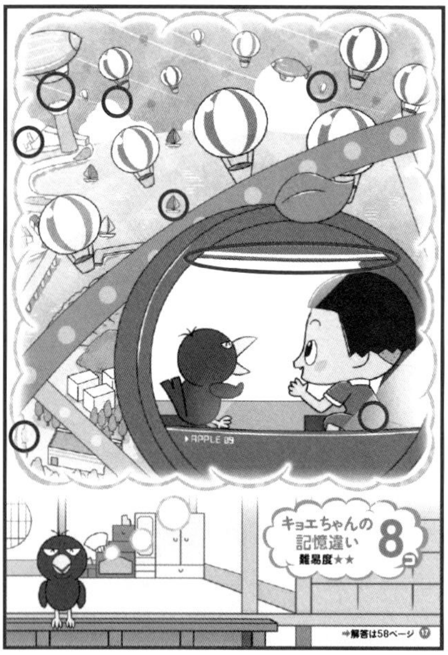
APPLE 09
キョエちゃんの
記憶違い
8コ
難易度★★
⇒解答は58ページ

キョエちゃんの
記憶違い
8コ
難易度★★

【問題8】の解答

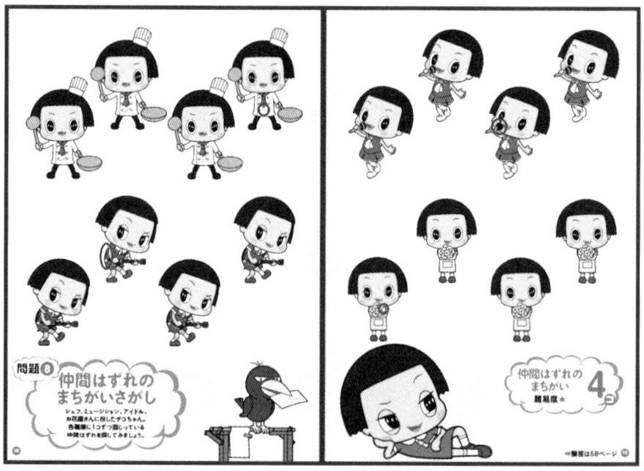
問題8
仲間はずれの
まちがいさがし
仲間はずれの
まちがい
4コ
難易度★
⇒解答は58ページ

仲間はずれの
まちがい
4コ
難易度★

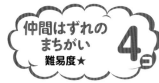

【問題⑨】の解答

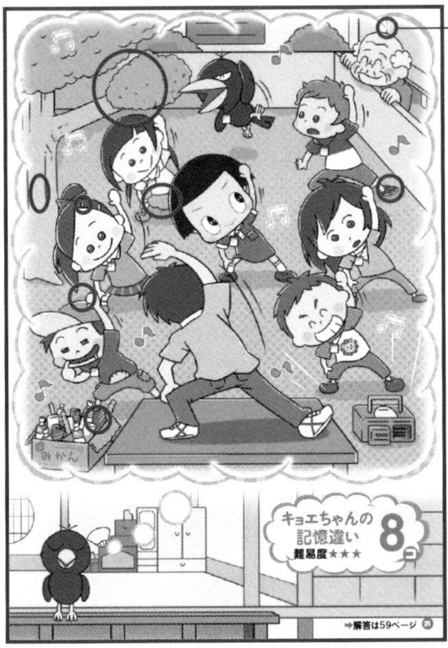

※頭頂部の髪の毛がなくなっています

キョエちゃんの
記憶違い
難易度★★★
8コ

【問題⑩】の解答

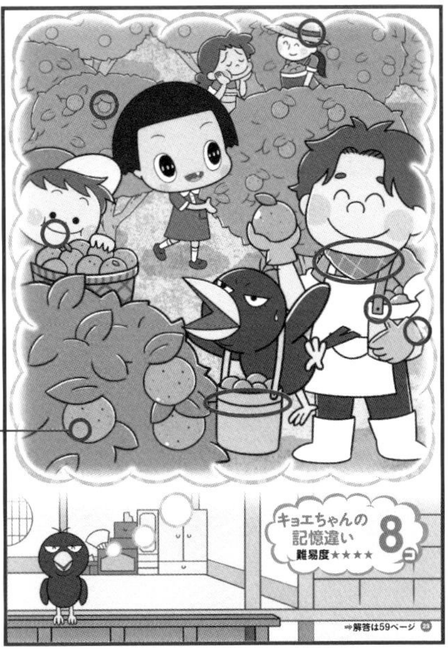

※みかんのツヤがなくなっています

キョエちゃんの
記憶違い
難易度★★★★
8コ

【問題⑪】の解答

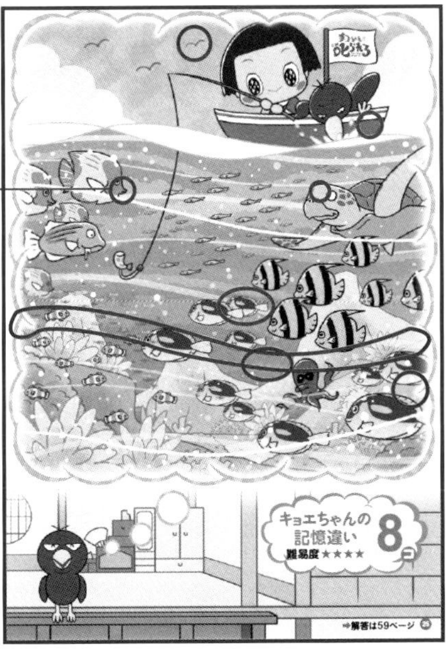

※口の横幅が狭くなっています

キョエちゃんの
記憶違い
難易度★★★★
8コ

【問題⑫】の解答

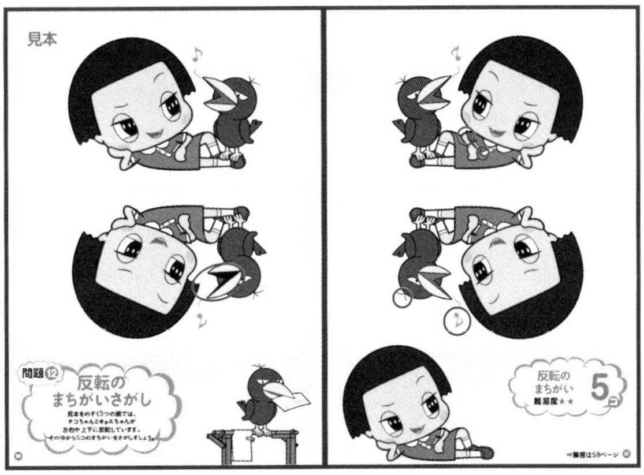

反転の
まちがい
難易度★★
5コ

【問題⑬】の解答

※屋根の色が黄色になっています

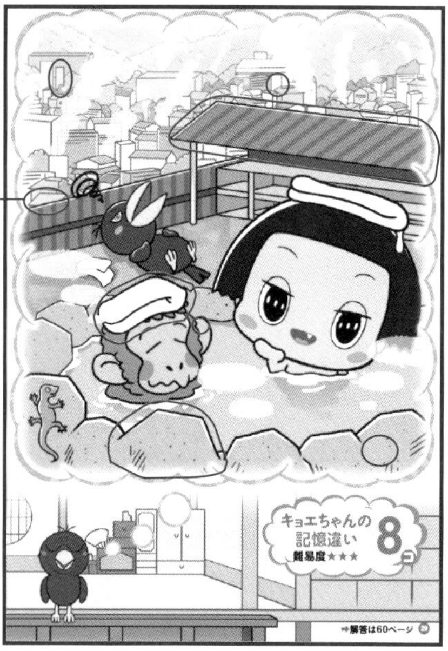

キョエちゃんの
記憶違い
難易度★★★
8コ

【問題⑭】の解答

※看板の文字「K」が上にズレています

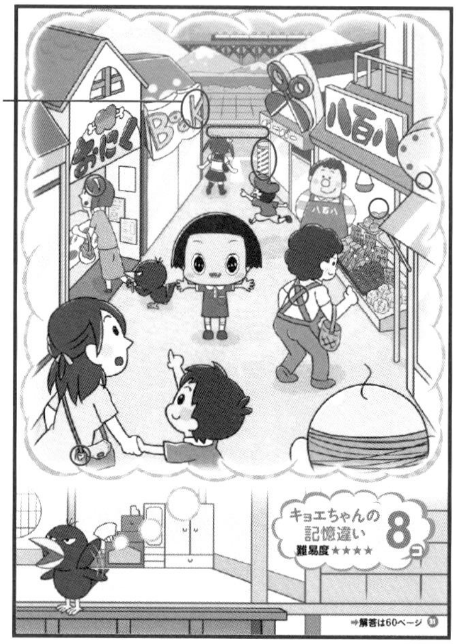

キョエちゃんの
記憶違い
難易度★★★★
8コ

【問題⑮】の解答

※前掛けの裾が短くなっています

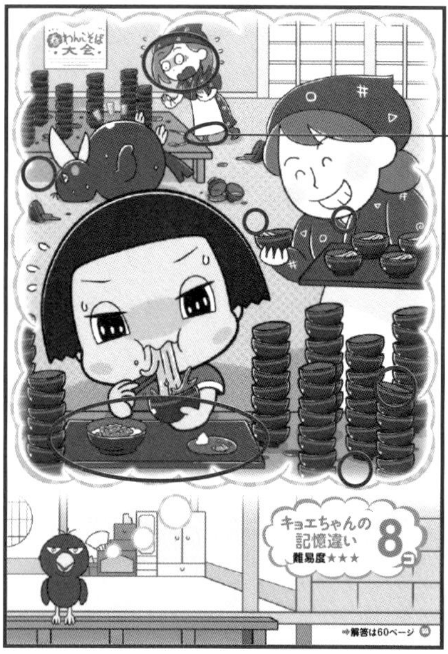

キョエちゃんの
記憶違い
難易度★★★
8コ

【問題⑯】の解答

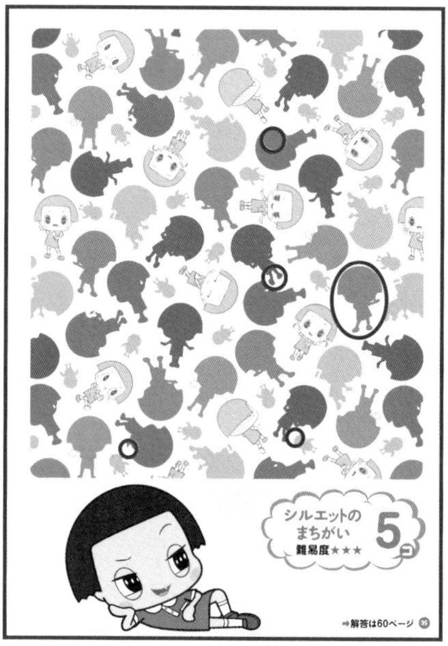

シルエットの
まちがい
難易度★★★
5コ

【問題⑰】の解答

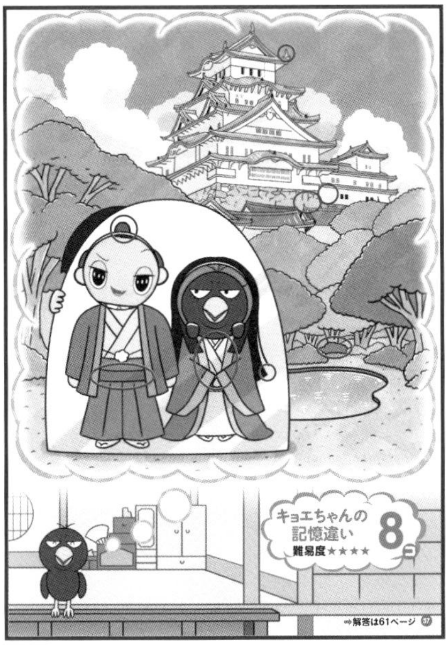

キヨエちゃんの
記憶違い
難易度★★★★
8コ

【問題⑱】の解答

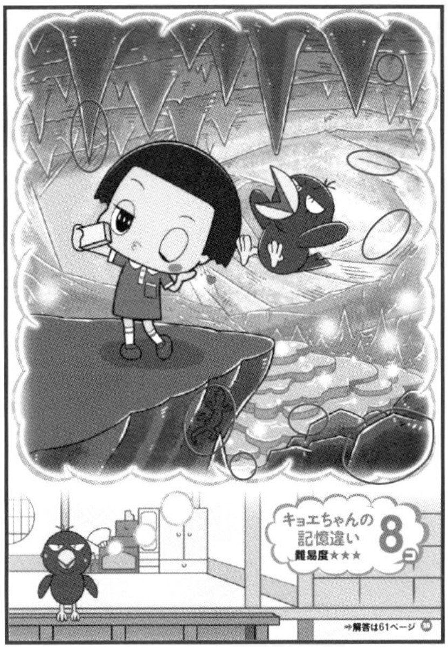

キヨエちゃんの
記憶違い
難易度★★★
8コ

【問題⑲】の解答

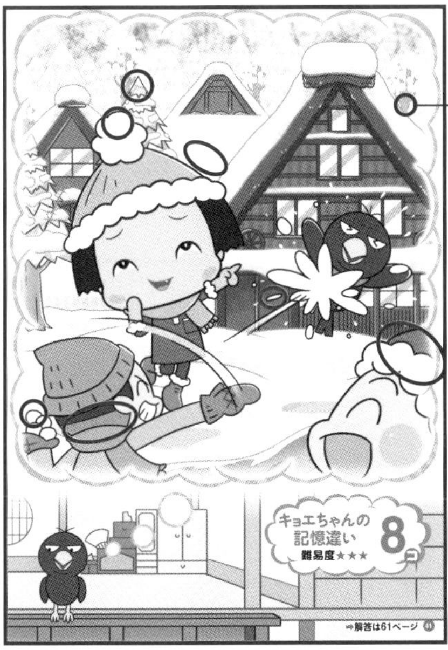

※木のスジがなくなっています

キヨエちゃんの
記憶違い
難易度★★★
8コ

【問題⑳】の解答

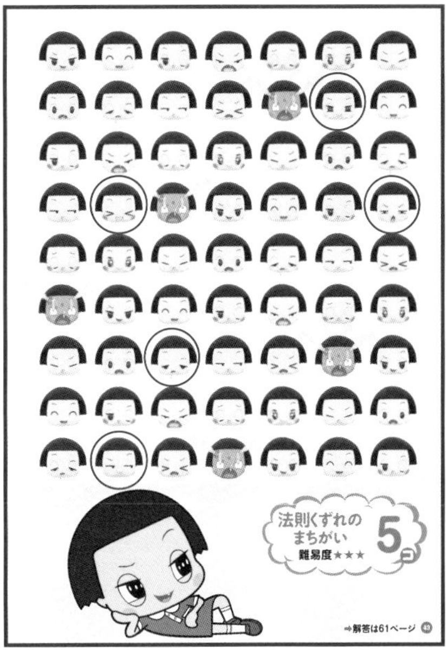

法則くずれの
まちがい
難易度★★★
5コ

【問題21】の解答

※眉毛が笠に隠れています

※ちょうちんの影が小さくなっています

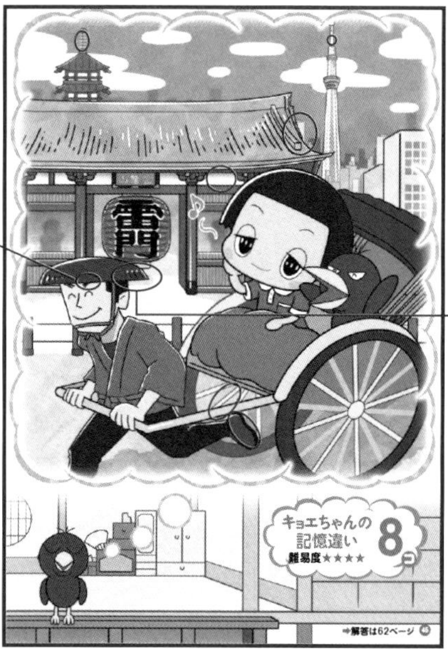

雷門
キョエちゃんの
記憶違い
8コ
難易度★★★★
⇒解答は62ページ

キョエちゃんの
記憶違い
8コ
難易度★★★★

【問題22】の解答

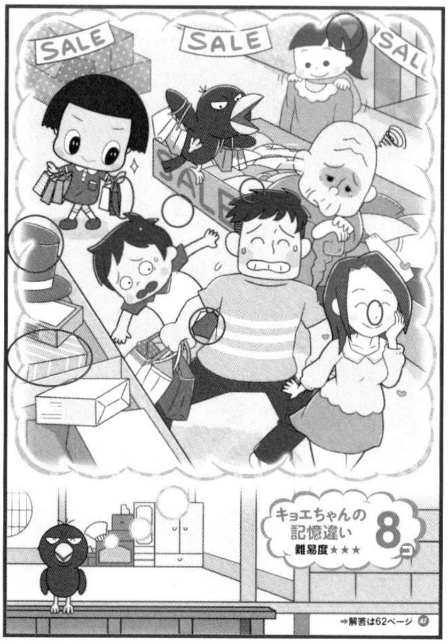

SALE
SALE
SALE
キョエちゃんの
記憶違い
8コ
難易度★★★
⇒解答は62ページ

キョエちゃんの
記憶違い
8コ
難易度★★★

【問題23】の解答

難易度★★★

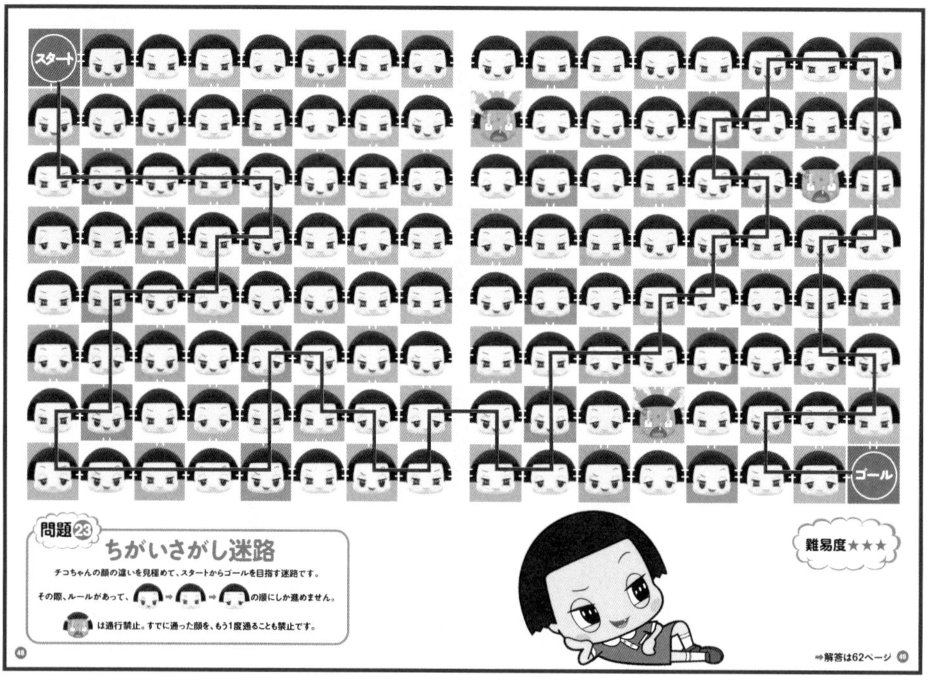

スタート
ゴール
問題23
ちがいさがし迷路
チコちゃんの顔の違いを見極めて、スタートからゴールを目指す迷路です。
その際、ルールがあって、→→の順にしか進めません。
は通行禁止。すでに通った顔を、もう1度通ることも禁止です。
難易度★★★
⇒解答は62ページ

【問題24】の解答

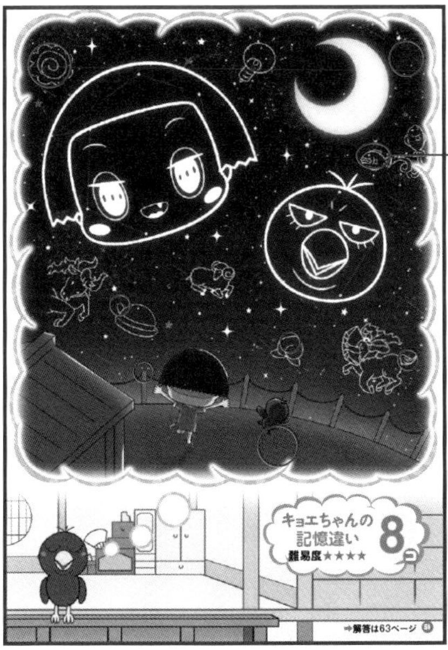
キョエちゃんの
記憶違い
難易度★★★★
8コ
⇒解答は63ページ

※背ビレの形がとがっています

キョエちゃんの
記憶違い
難易度★★★★
8コ

【問題25】の解答

見本と同じチコちゃん

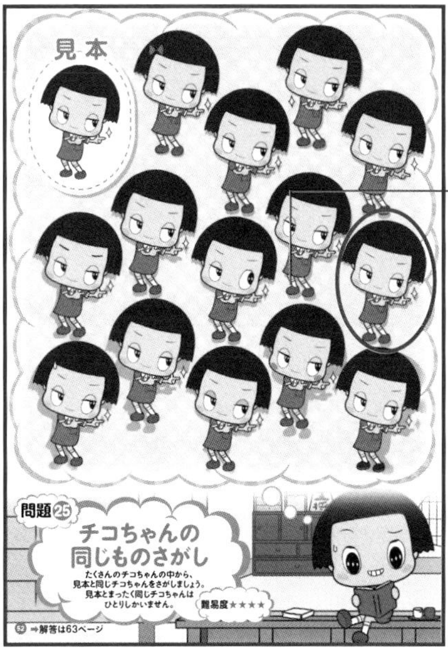
見本
問題25
チコちゃんの
同じものさがし
たくさんのチコちゃんの中から、
見本と同じチコちゃんをさがしましょう。
見本とまったく同じチコちゃんは
ひとりしかいません。
難易度★★★★
⇒解答は63ページ

※靴下の色が黄色です

難易度★★★★

【問題26】の解答

違うキョエちゃん

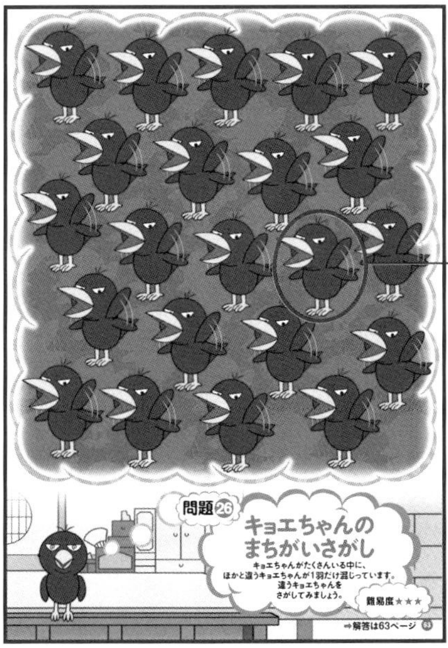
問題26
キョエちゃんの
まちがいさがし
キョエちゃんがたくさんいる中に、
ほかと違うキョエちゃんが1羽だけ混じっています。
違うキョエちゃんを
さがしてみましょう。
難易度★★★
⇒解答は63ページ

※右羽の上の白い流線がありません

難易度★★★

【問題27】の解答

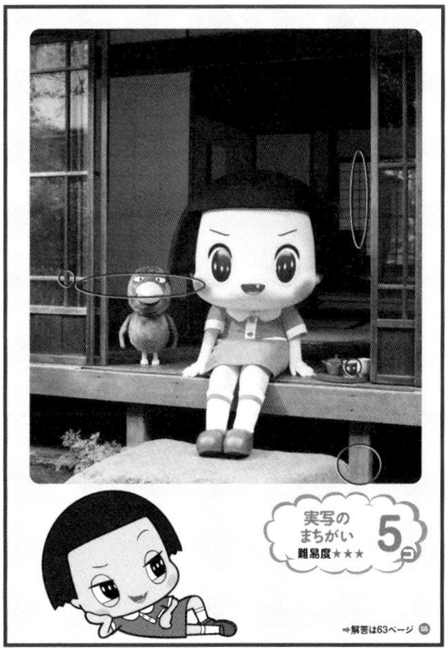
実写の
まちがい
難易度★★★
5コ
⇒解答は63ページ

実写の
まちがい
難易度★★★
5コ

イラスト　青木健太郎

ブックデザイン　クマガイグラフィックス

キャラクターデザイン　オオシカケンイチ

制作協力　水高満（NHK）、西ケ谷力哉（NHKエンタープライズ）、
小松純也（共同テレビ）、中島由布子（共同テレビ）

編集協力　兵藤香（NHKエンタープライズ）、田中白矢（NHKエンタープライズ）、
大井紗奈（NHKエンタープライズ）、形部雅彦、工藤知子、阿草祐己

特別協力　浅草寺

企画・構成　九内俊彦

大人の脳トレ！
チコちゃんの激ムズ
まちがいさがし

2020年11月5日　第1刷発行
2022年9月22日　第3刷発行

監　修　NHK「チコちゃんに叱られる！」制作班
発行人　蓮見清一
発行所　株式会社宝島社
〒102-8388
東京都千代田区一番町25番地
電話　（営業）03-3234-4621
（編集）03-3239-0928
https://tkj.jp
印刷・製本　図書印刷株式会社

ISBN 978-4-299-01006-3